The Meditation Experience

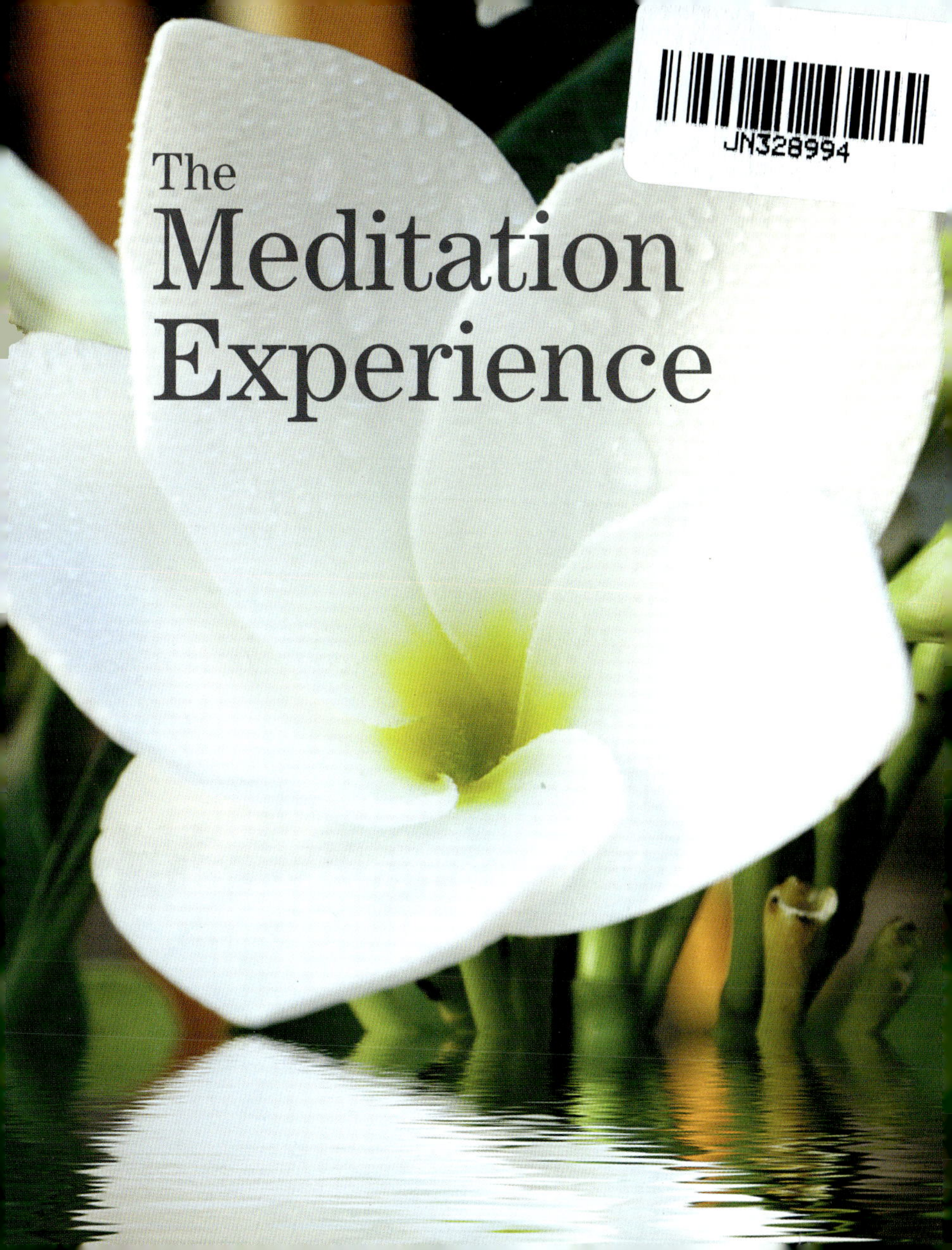

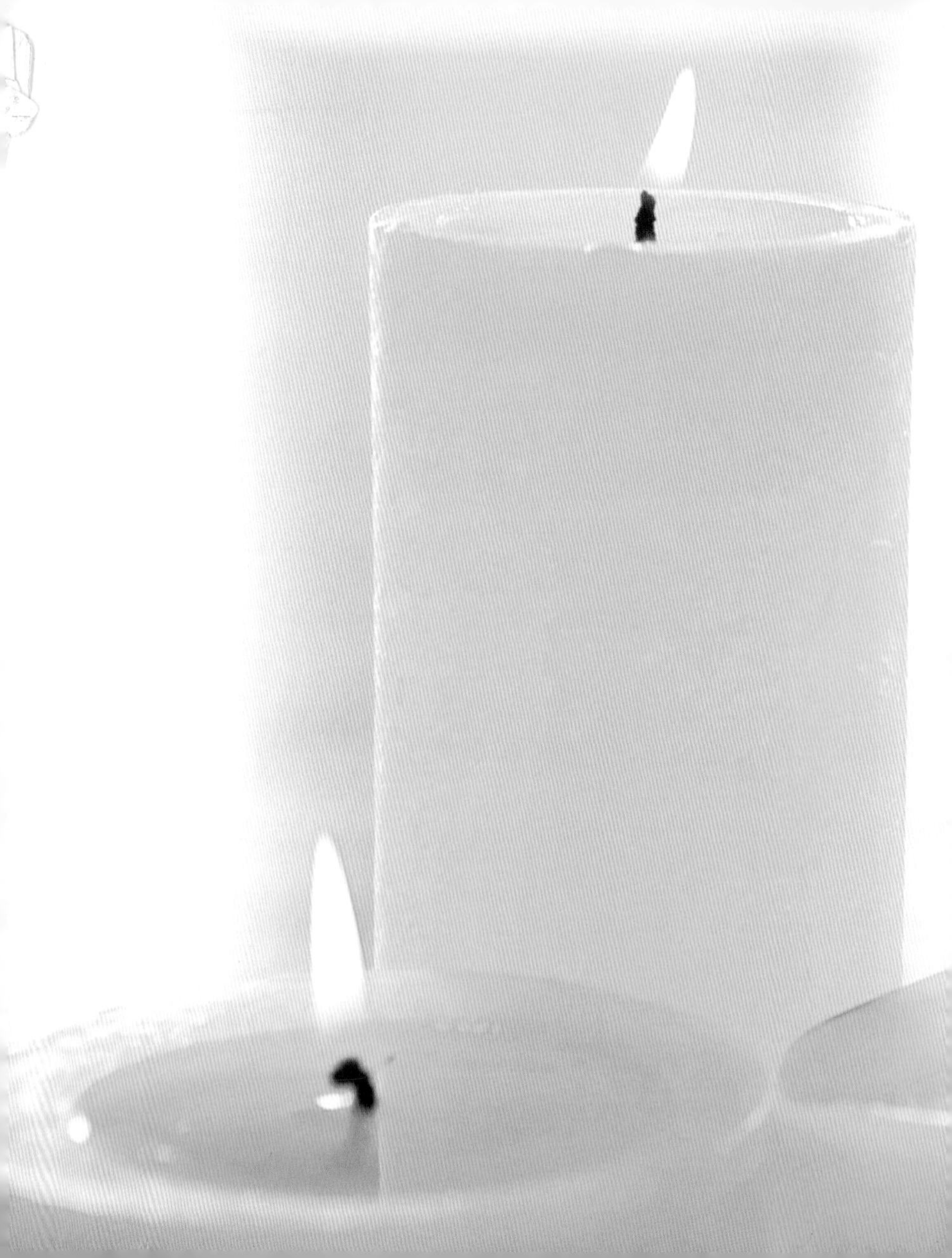

ワンランクアップシリーズ

実践 瞑想

自分を見つめる
誌上ワークショップ完全ガイド

マドンナ・ゴーディング 著
石井 礼子 訳

ガイアブックスは
地球《ガイア》の自然環境を守ると同時に
心と体内の自然を保つべく
“ナチュラルライフ”を提唱していきます。

An Hachette UK Company
www.hachette.co.uk

First published in Great Britain in 2010 by
Godsfield, a division of Octopus Publishing Group Ltd
www.octopusbooks.co.uk

注　意

エクササイズを始めるにあたってはかかりつけの医師にご相談されることをおすすめします。本書で取り上げるエクササイズは医学的治療の代替となるものではありません。あらゆる健康問題、とくに妊娠中や持病をお持ちの方、医学的診断の必要な方は必ず医師の指示にしたがってください。本書のアドバイスおよび情報については正確を期しておりますが、エクササイズ中に生じた障害に関して著者および出版社は法的な責任を負うものではありません。また本書でご紹介する瞑想および視覚化法はリラクゼーション効果と自己認識の向上を目的としていますが、精神疾患をお持ちの方および精神面で既往歴のある方は事前に専門医師にご相談ください。著者および出版社はエクササイズの誤用によって生じたいかなる障害について責任を負うものではありません。

目次

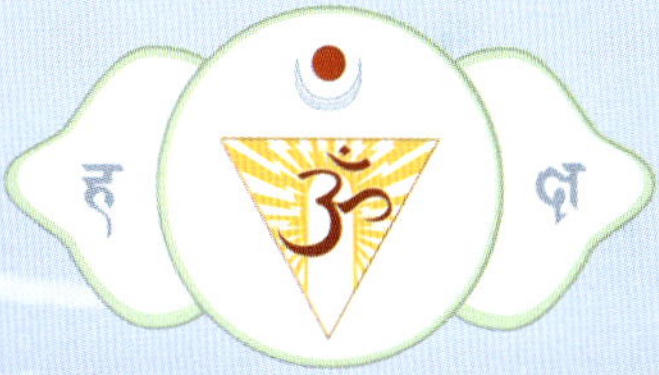

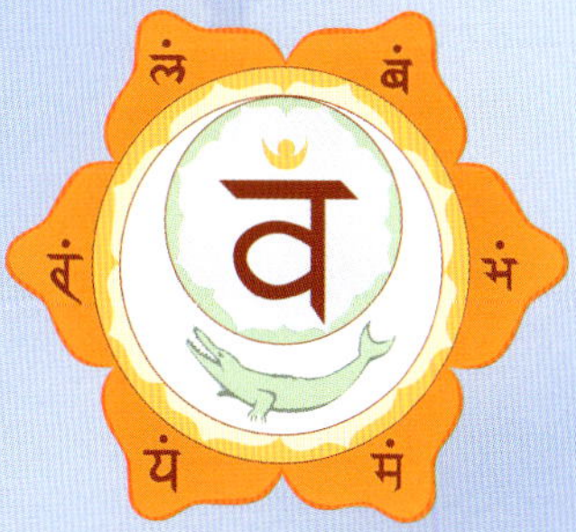

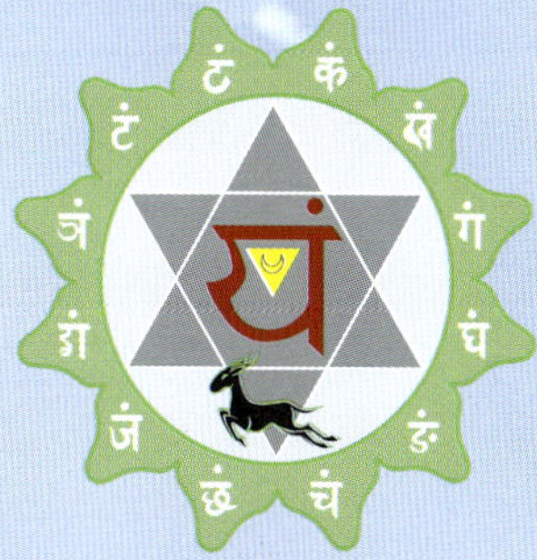

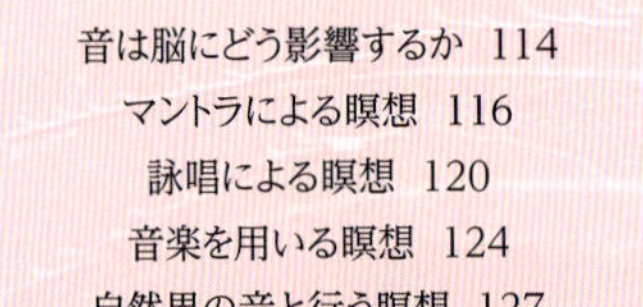

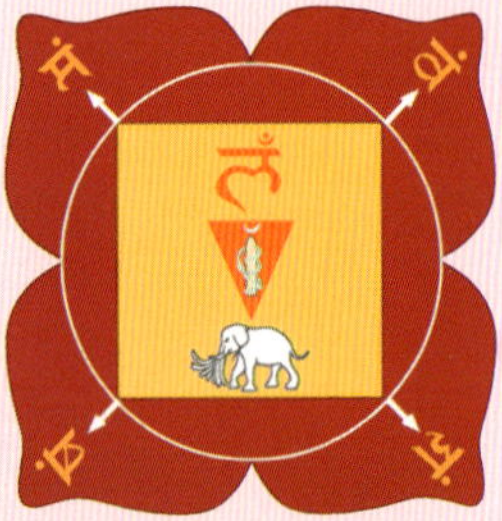

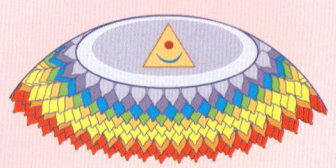

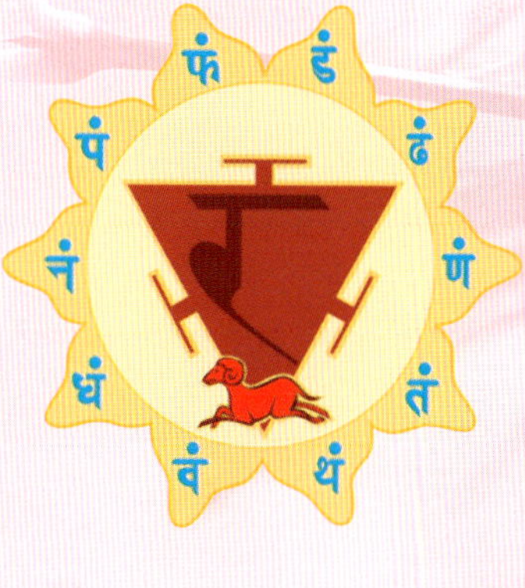

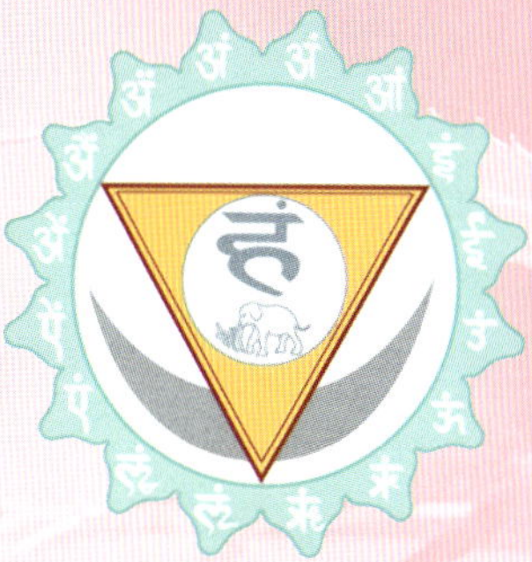

はじめに

本書は世界各国から集めたさまざまな瞑想法をご紹介するものです。仏教やヒンドゥー教、キリスト教、スーフィー教、ユダヤ教などに由来する瞑想法を実践することによって、あなたの前に豊かな可能性に満ちた毎日が開けてくることでしょう。それは本書および付属のCD で取り上げる瞑想をとおして、あなたが自分の内面の微妙な変化に気づくようになるとともに、瞑想によって生活がどのように癒され改善されるかが自分なりのペースとリズムで実感できるようになるからです。

本書は瞑想に関してまったくの初心者でも経験者の方でもご利用いただける内容となっていますが、いずれであれ本書を実践するにあたっては、どうか探求の精神と自分自身に対する愛と思いやりの心をもって臨んでいただきたいと思います。この瞑想法は自分には向かないとか難し過ぎると感じるものがあったら、飛ばしてしまってかまいません。またの機会に試してください。しかしある特定の瞑想法が気に入って日課として生活に取り入れることになったら、あなたの日々に深い恩恵がもたらされるにちがいありません。

旅のはじまり

意識を集中させて黙想することが瞑想の旅の第一歩です。本書のテクニックを用いて心を落ち着けることを学んだら、より深いレベルで自分の思考の中身を探りつづけていきましょう。さまざまな意識の状態を感じ、それらがあなたの心をどう癒しどう霊的理解を深めてくれるのかを知るのです。“マインドフルネス”とは自分の心に注意を払うというだけでなく、自分の身体や外の世界を感じ体験することを意味します。私たちは肉体的なストレスを抱えて暮らすことにあまりに慣れ過ぎていて、なかなか全身の状態に目を向けることができません。しかしマインドフルネス瞑想を行うことによって体内のエネルギーとその微

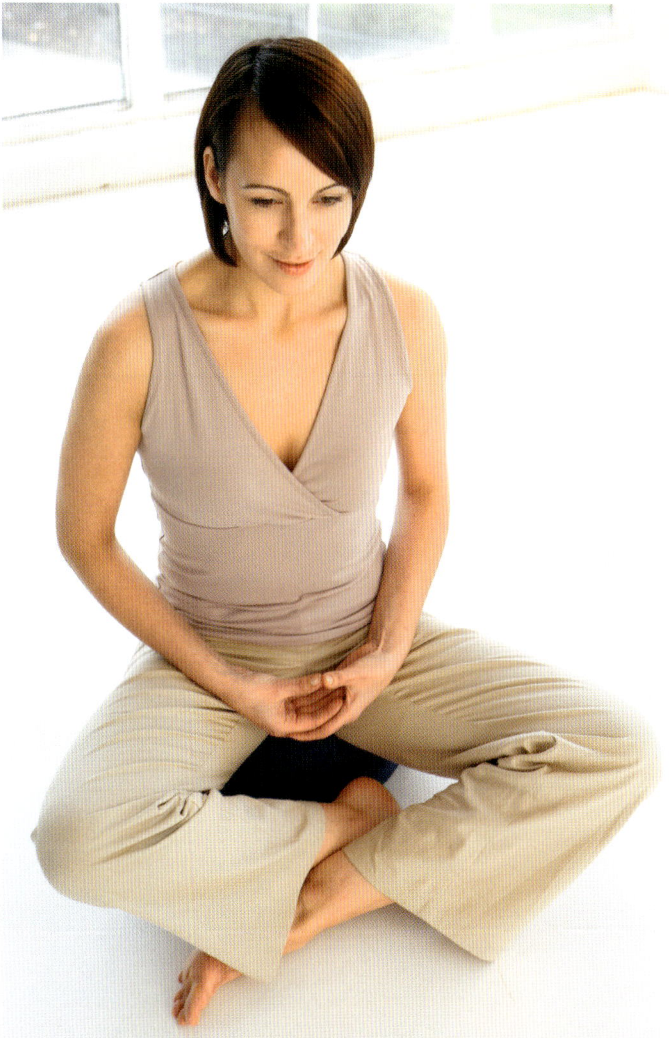

細な変化を感じ取れるようになり、さらには音やイメージを用いた瞑想法を学ぶことでより深遠な段階へと至ることになるでしょう。そして最後に、思いやりと慈愛の気持ちを促す瞑想へと到達していくのです。

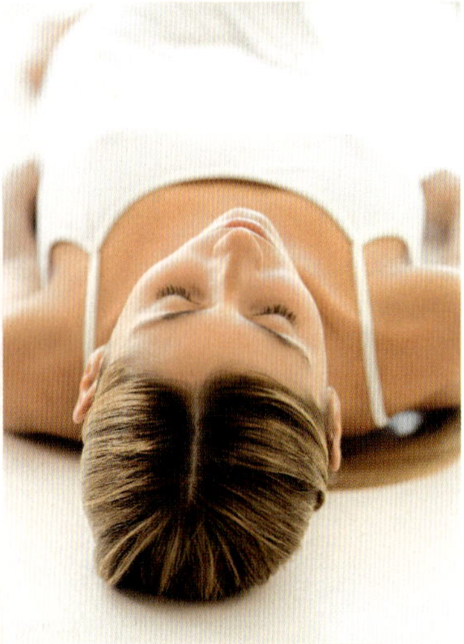

瞑想の起源は古代の霊的実践にありますが、瞑想を始めるうえでそれらの思想に精通している必要はありません。リラクセーションのため、ヒーリングのため、内面的成長のためなど、動機は何でもいいのです。ただ単に好奇心から始めてもかまいません。しかし瞑想とは一つの過程であって最終目的ではないことをつねに忘れずにいてください。人は皆それぞれ唯一の存在です。継続的に瞑想を行うことで、あなた独自の生活や目標に合った瞑想法を編み出していけるはずです。

瞑想に対して最初は誰でも期待と不安を抱いています。たとえば瞑想をとおして自分は本来あるべき完全な状態になれるだろうかと。病気を抱えていたり、愛に飢えていたり、自己実現を求めて瞑想を始める人もいるでしょう。また日常に深い意味合いを与えてくれる霊的生活に触れたくて瞑想を始める人もいるでしょう。瞑想の出発点とはあなたが今いるまさにその位置、今あなたがいるその状態です。出発点はどこであってもいいのです。本書をつうじて瞑想を実践し、瞑想に秘められた癒しと変革の力をぜひ実感していただきたいと思います。

本書とCDの使い方

瞑想に対する理解を着実に深めていただけるよう、本書では各エクササイズの冒頭にそこで取り上げる瞑想の概要を挙げています。また各パート、各エクササイズは段階的に順を追って取り上げられていますので、ご自身のペースを守りながら順番どおり実践することをおすすめします。

まず本書を一読し全体像を理解されるといいでしょう。一読したらp.49の「心を鎮めるための瞑想」から実践へと移ってください。ここで紹介する瞑想法はすべての基盤となるものです。そして最終的に、あなたに合った瞑想法を見つけてください。何が自分を引きつけるか時間をかけて探っていただきたいと思います。

CDを使う

付属のCDには瞑想に関する説明および音《サウンド》や音楽が収録されています。手引きにしたがってCDをご利用ください。段階に応じて時間を取る必要がある場合はCDを止め、準備が整ったら先へと進めてください。また、お望みであればあなた独自のCDを作成するといいでしょう。なおCDのスクリプトは本書の巻末（p.242−249）にありますのでご利用ください。

どんな瞑想法でも毎日行うことによって、身体や心、魂に多大な恩恵がもたらされます。皆さんが瞑想について深く学び、生活の糧として日常に取り入れていかれることを私は心から願っています。

あなたの体験を記録する

各エクササイズには、あなたの感想や経験を書きとめるためのページがもうけられています。エクササイズを進めながら自分の得た洞察を記すことはとても大切です。なおエクササイズを行った日時は必ず記録しましょう。

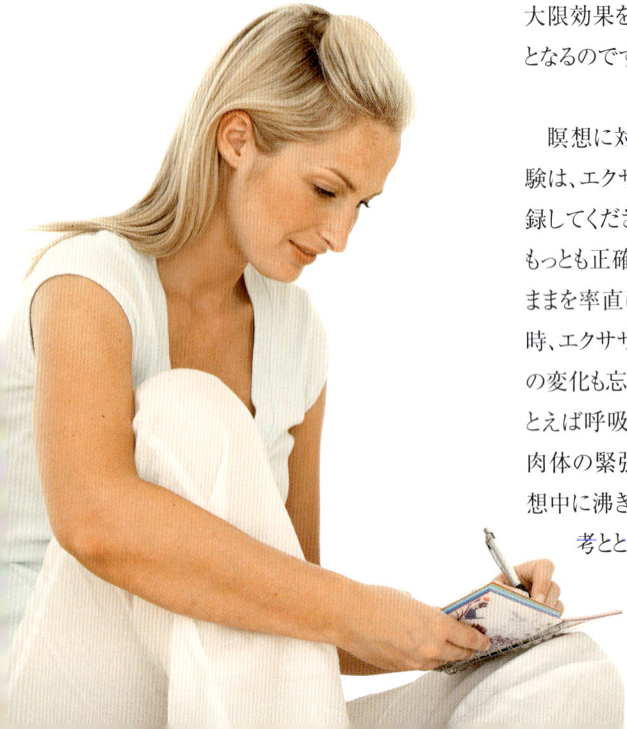

瞑想は午前中の方がいいと言う人、職場の昼休みがいいと言う人、就寝前が向くと言う人など人それぞれですが、瞑想法の中には一日のうちの特定の時間に行うと効果的だと思えるものもあります。ですから時間に関する記録は、それぞれ異なるタイプの瞑想法から最大限効果を引き出すうえで重要な情報となるのです。

瞑想に対する感想や瞑想で得た経験は、エクササイズが終わったらすぐ記録してください。それは最初の感想がもっとも正確で貴重だからです。ありのままを率直に記してください。またこの時、エクササイズ中に生じた身体の感覚の変化も忘れずに記録してください。たとえば呼吸や心拍数の変化、不快感、肉体の緊張や弛緩です。それらを瞑想中に沸き起こったあらゆる感情や思考とともに書きとめてください。

質問について

記録のページにある質問は瞑想中の経験を明確にするためのものです。あとで振り返る際役立つので、エクササイズが終わったらこれらの質問に答えておきましょう。瞑想中の経験を記録していると、瞑想にはその人なりの道のりがあることがわかってきます。瞑想後心が前向きになる場合もあれば、とくに何の変化も感じない場合があります。時には否定的になったりストレスを感じたりすることもあるでしょう。しかし瞑想で重要なのは自分自身に対する寛容で慈愛に満ちた姿勢です。そうしたものが否定的な自己認識を打ち破るのです。

写真や図について

本書全体に写真や図が載っており、瞑想におけるもっとも一般的な姿勢(座位)の取り方や、基本的な呼吸法、手の型等について説明がくわえられています。手の型には知恵や共感といった人として豊かにしたいと願う特質が表現されていてこうしたものを取り入れることで瞑想により深い効果が生まれます。

幾何学的模様

マンダラおよびヤントラは仏教やヒンドゥー教で用いられる伝統的な瞑想用の模様で、ガラスや花、砂などを用いて表現されます。これらは瞑想状態に入るための道具として利用されますが、本書ではさまざまな伝統に由来する模様をご紹介していきます。

本書の後半ではヨーガや太極拳、気功についても取り上げますが、これらのエクササイズには瞑想と同等の効果があります。どれも簡単に行えるものですが、妊娠中の方や健康状態に不安のある方はエクササイズを始める前にかかりつけの医師にご相談ください。

本書のマークの見方

本書では、エクササイズを進めるために
マークが使われています。

やってみましょう　このマークでは、準備が整った時に行うべきエクササイズや参考にすべきページが示されています。またCD内のトラックおよびスクリプトが紹介されています。

自信がないときには　このマークの後には、今のあなたが抱える問題点やその解決策が示されています。

参照しましょう　エクササイズを効果的に行うための写真や図が紹介されています。瞑想の姿勢や呼吸法をはじめ、凝視するためのマンダラなどが示されます。

こんなときに　このマークがある時は、その瞑想が効果を発揮する時間帯や状況が紹介されています。

CDをかけましょう　CDをセットし、指示のあるトラックナンバーをかけてみましょう。CDのスクリプトを利用する場合は、p.242-249のインスピレーションの部を参照してください。

用語集

気功

気功とは“気（エネルギー）”を伴った“鍛錬”を意味する中国語。古代中国から伝わるこの実践法には身体の姿勢や動き、呼吸法、瞑想に関する教えが含まれ、身体に宿るエネルギーを開花、増強するとされる。

集中

ある対象や呼吸への意識の集中は、瞑想では心を鎮めるための一方法として用いられる。

達人

教えの奥儀に達している人。非常に熟練した瞑想家のこと。

平常心

仏教の“四無量心（慈・悲・喜・捨）”のうちの捨を指し、偏りのない落ち着いた心の状態のことをいう。平常心を持つことで他者を無条件に愛せるようになるとされる。

菩薩

人を悟りに導くためあえて涅槃へ入るのをやめたという、仏教における悟りの象徴。

マインドフルネス

自分の身体や感情、思考、態度、外世界をあくまで客観的に見つめること。またそうしたものに気を配ること。仏教の教えの中心をなす意識状態。

マンダラ

元来は、密教の流れをくむヒンドゥー教や仏教で用いられる瞑想のための視覚補助材料を指す。三次元の宇宙と神の宮殿が平面的に描かれている。

マントラ

祈りや瞑想で用いられる、サンスクリット語で表された言葉や音節。声に出したり文字にしたりすることで、霊的な進化が得られるとされる。

ヤントラ

ヒンドゥー教における瞑想用の平面的・立体的補助材料。悟りへ導くとされる。

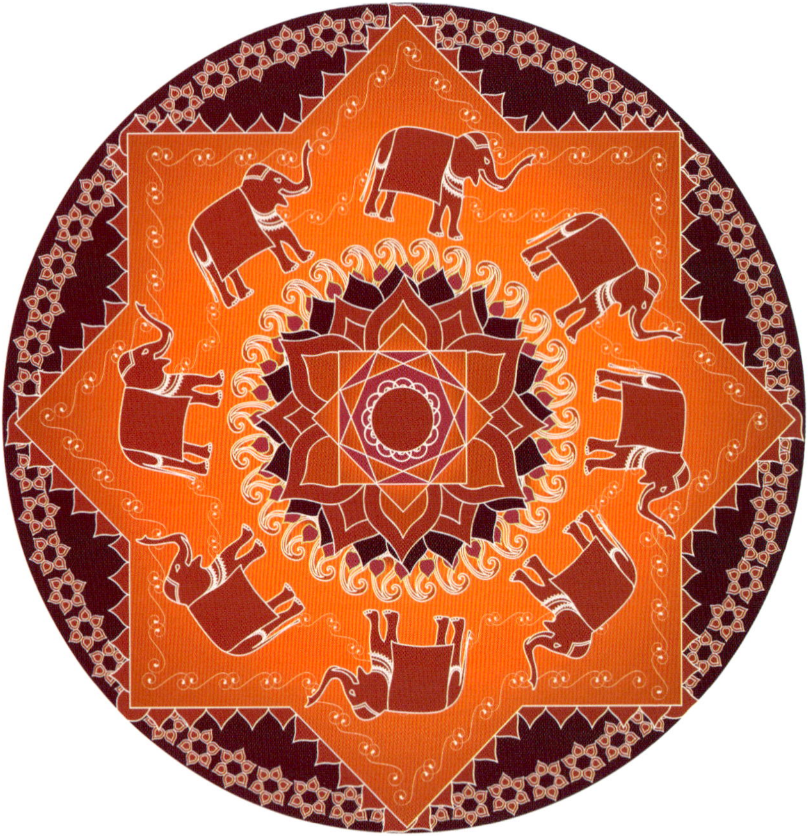

CDをかけましょう　横になるなど楽な姿勢を取って、CDのトラック1をかけましょう。瞑想によってもたらされる心の安らぎ、静けさ、新たな発見を感じ取るため、まずは音楽に耳を傾けてください。目を閉じて音楽に身をまかせ、しばらくは悩みや心配事から自分自身を解き放つのです。音楽が終わったら目を開けます。ほんのわずかな瞑想体験でさえどれほど大きな効果をあげるか、きっとおわかりになるでしょう。

瞑想とは何か

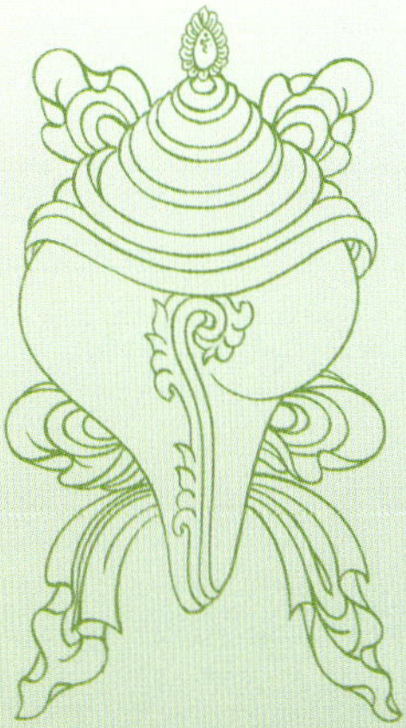

瞑想の歴史

瞑想とは日常の反射的なものの考え方を手放させ、深い気づきやリラクセーションへと私たちを導く一つの精神修養法です。その起源は古代にさかのぼりますが、現在でも多くの宗教で用いられているほか、自己啓発やヒーリングを目的に一般の人々の間でも広く用いられています。こうした瞑想には異なる目的を持つさまざまな方法があります。たとえば霊的成長を促すもの、高次の意識へ導くもの、集中力を高めるためのものもあれば、創造力や洞察力、心身のヒーリング、ストレス緩和などを目的としたものなどがあります。

世界最初の
瞑想用ガイドブック

瞑想について記された最初の書物は5000年前のインドの聖典『ヴィギャン・バイラブ・タントラ』で、そこには112に及ぶ瞑想法が美しい詩文として描かれています。112の瞑想をとおしてヒンドゥー教の神シヴァが女神デヴィに、実在の本質について説くという内容です。

2500年前バラモン教衰退期のインドで、ゴーダマ・シッダールタは霊的知識を追い求め特権的階級を捨て出家すると、やがて"正覚"を得てブッダとなりました。その後ブッダは意識の集中とマインドフルネス瞑想を人々に伝え、生きとし生けるものへの愛と慈悲の心へと彼らを導きました。瞑想よって人は皆至福へと至り苦しみから解放される、ブッダはそう説いたのでした。

東洋における瞑想

一連の瞑想法はアジアにおいてさまざまな宗教の思想体系に適合していきました。インドではヒンドゥー教の教えを背景に、倫理性や身体のポーズ、呼吸法、精神修養、瞑想が一体となったヨーガの実践が霊的成長を促すものとして奨励され、チベットでは視覚化法の実践により寒冷地での長期にわたる瞑想修行が可能となりました。中国では『易経』や『道徳経』に著されているように数々の瞑想法が長寿につながるものとして発展するいっぽう、その起源を道教に根ざす太極拳や気功術といった精神修養法は“動く瞑想法”として知られるようになりました。イスラム教では信者たちが1日5回サラート（礼拝）で、瞑想をとおして神に祈りを奉げます。

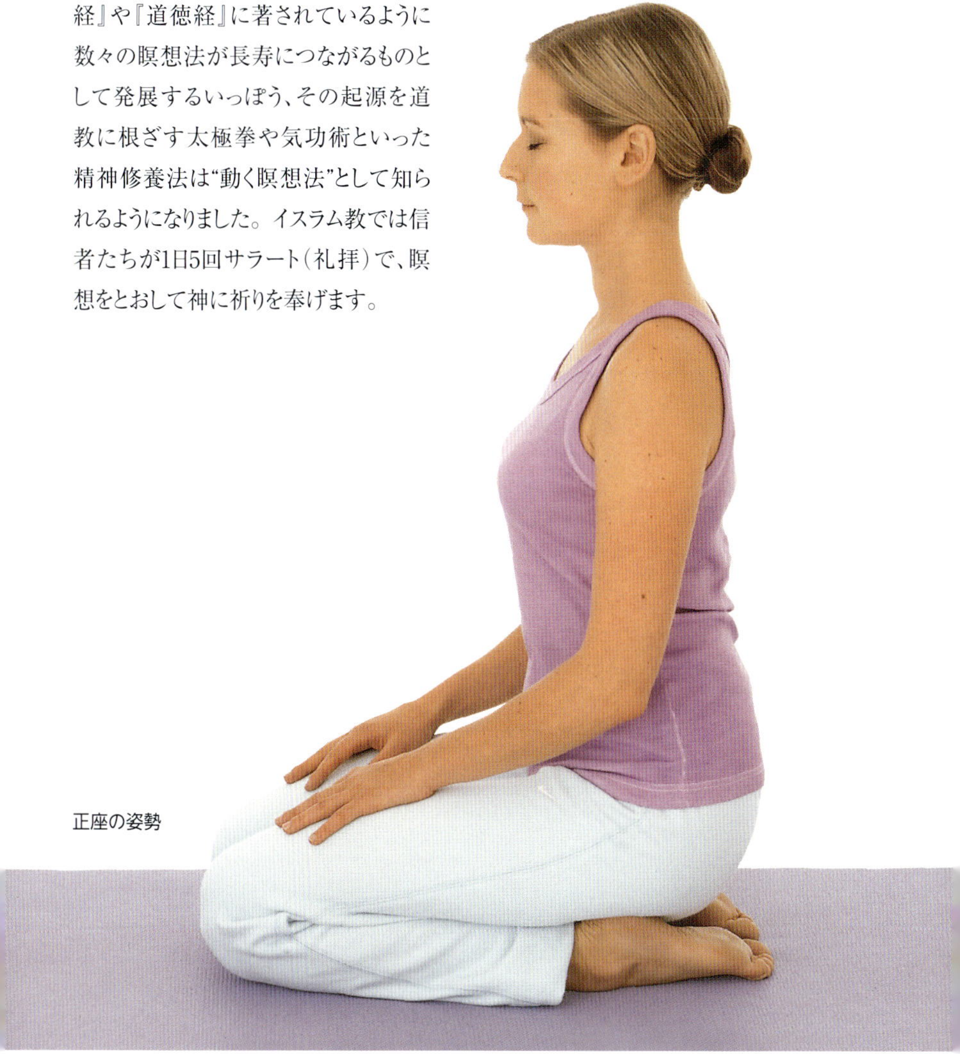

正座の姿勢

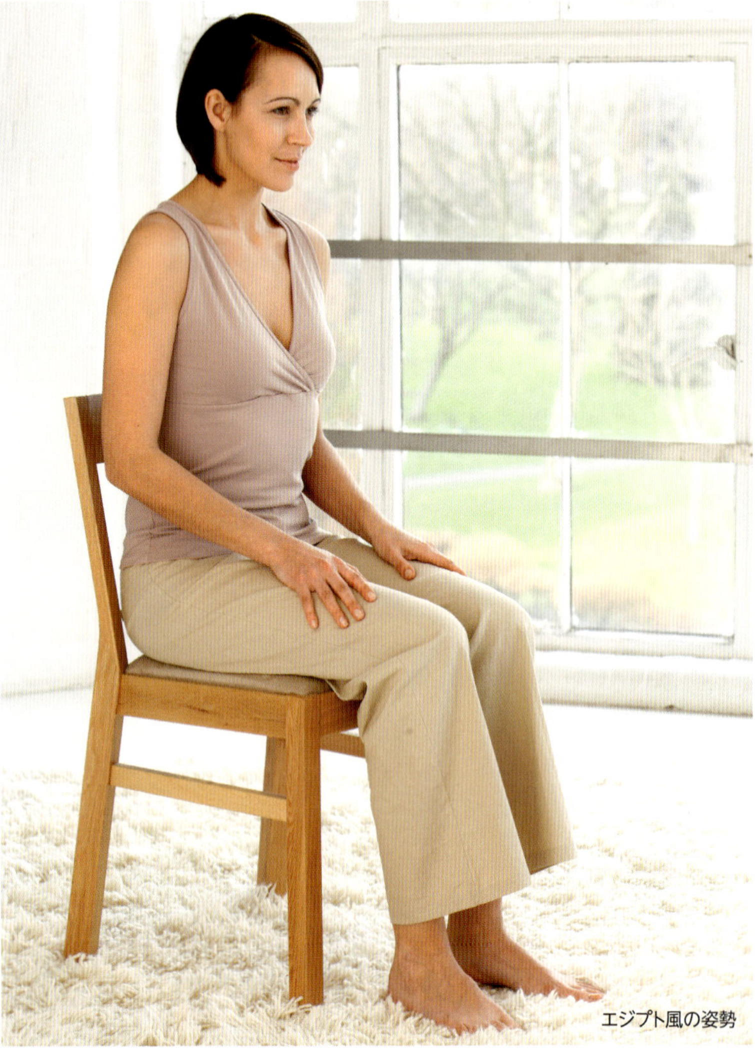

エジプト風の姿勢

西洋における瞑想

エジプトの荒野の教父たちが神に近づくための手段として聖なる言葉を唱えて以来、観照的側面はキリスト教の一部となりました。またキリスト教ではレクティオ・ディヴィナという“聖なる読書”が実践されていますが、これは日常的に一定の時間聖句を唱える瞑想法で、信徒は聖書の1節1節をゆっくり心をこめて読むことによってその意味を熟考し、神との交わりを深めていきます。なお現在もっとも一般的な瞑想の形態はセンタリング・プレヤーと呼ばれるもので、この瞑想法では神の存在を感じ取るため内観に重点が置かれます。

アメリカ先住民がそうであるように、カトリックやキリスト教正教、ユダヤ教の礼拝者が昔からの瞑想法をつづけるいっぽうで、異教徒やウイッカン（訳注・ヨーロッパ古代の多神教の一種、魔女宗とも呼ばれる宗教の信徒）は、東洋伝統を取り入れるなどして新たな瞑想法を編み出しました。

非宗教的瞑想

歴史的に見て確かに瞑想は宗教との関係性が深く、霊的に進化するための一方法として用いられているのですが、瞑想を実践するにあたり何かの宗教に帰依している必要はありません。現代では超越瞑想法（TM）やマインドフルネス・ストレス低減プログラム（MBSR）など宗教色のない瞑想法が人気を集めており、しかもその効果は科学的に証明されています。

1960年代から70年代にかけて欧米では、ビートルズといった有名人たちが霊性を求めてインドに旅したことを受け瞑想に対する関心が高まり、その後東洋瞑想の師たちが欧米に移り住むようになりました。さらに1975年ハーバード・メディカルスクールのハーバート・ベンソン博士が瞑想の医学的効果に関する研究を開始すると多くの研究者たちが瞑想に注目するようになり、現在ではそのヒーリング効果やストレス軽減効果を活用するため病院やクリニックで定期的に用いられるようになったのです。

瞑想の四つのタイプ

先に述べたとおり瞑想には多くの流れや伝統があるのですが、心との向き合い方で瞑想はほぼ四つのタイプにわかれます。

集中力を用いる

最初のタイプは意識を集中させる瞑想法で、集中瞑想とも呼ばれます。物や何かのイメージ、あるいは呼吸やウォーキングなどの運動に意識を集中させることを学ぶと、自分の無秩序な思考のパターンに気づき始め、最終的には心の緊張を解いて心を鎮められるようになります。こうした力の習得は瞑想の初歩訓練に役立ちますし、マインドフルネス瞑想のための大切な基盤となります。

マインドフルネスを用いる

二番目のタイプは自分自身と周囲の世界について知る方法です。これはマインドフルネスあるいは気づきの瞑想と呼ばれるもので、この瞑想法をとおして私たちはまず自分の内面や身体の微妙な変化を感じ取り、次に自己の成長をはばむ思考パターンといったものを客観的に観察するようになります。またそれは私たちが精神的に今を生きるようになることを意味します。自分は今何を行い、何を考えているのか、自分を取り巻く世界とは一体どんなものなのかを、偏見のない慈愛に満ちた態度で見つめられるようになるのです。

一つのテーマを用いる

三番目は一つのテーマを熟考するという瞑想法です。たとえば初期のキリスト教では『新約聖書』の1節が黙想のテーマとして用いられ、チベット仏教では慈悲、親愛、寛容といったものが黙想のテーマとして用いられます。また東西の宗教家たちはしばしば死をテーマに瞑想しますが、それは陰鬱なものではなく、限りある命の大切さに焦点をあてたものです。

感覚を用いる

四番目の瞑想法は私たちの感覚を用いるものです。たとえば想像力や視覚化といった見る能力をいかして望ましい心の状態や自己の姿を生み出したり、聴覚を用いて瞑想状態へと導く音楽や自然音を聴いたりすることを意味します。マントラの詠唱もこの瞑想法の一つに挙げられます。

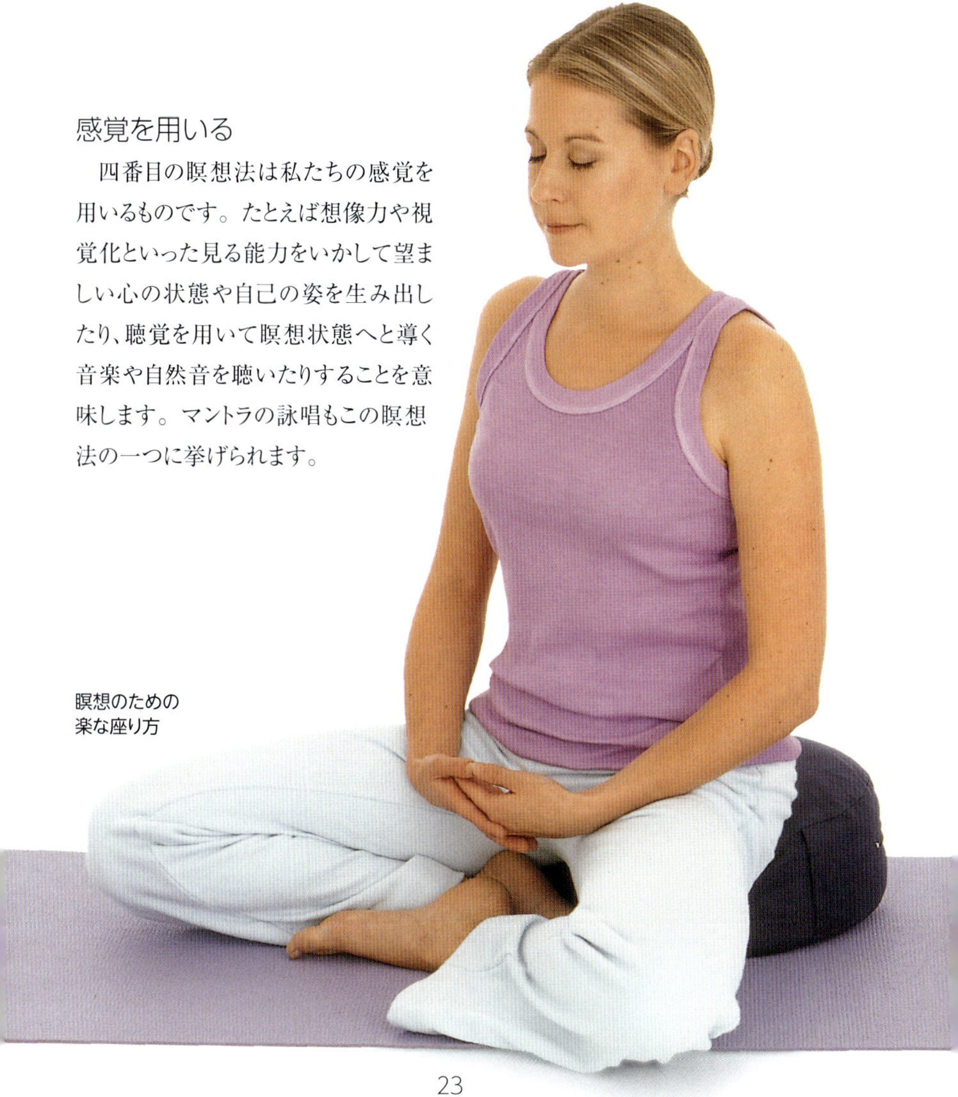

瞑想のための
楽な座り方

瞑想がもたらす効果

瞑想は私たちの心と身体の健康に大きな効果をもたらします。たとえば呼吸に意識を集中させて瞑想するだけで血圧は下がり、心拍数は減り、不安感は軽くなります。また医療を補完するものとして、癌や心臓病などさまざまな病気にヒーリング効果を発揮することもわかっています。身体をバランスの取れた状態に保つため痛みの緩和や病気予防に役立ちますし、精神面では充足感や平和、幸福感を促すため長生きにつながると言われます。

心理学者リチャード・デビッドソンは、意識を何かに集中させる瞑想は脳波を同期させ心身両面にプラスの影響を及ぼすことを発見しました。こうした瞑想法は私たちの精神力を鍛えさまざまな面で生活を豊かにしてくれます。たとえば集中力が高まると仕事はうまくいきますし、友人や家族にじゅうぶん注意が払えれば相手にあなたの愛や友情、敬意が伝わり、人間関係が円滑になるのです。

慈悲の心と霊性

心の鎮め方を知りマインドフルネス瞑想を実践することで、私たちは自分の否定的な思考パターンを認識できるようになります。また精神面だけでなく、身体が抱える慢性的な緊張の正体を突き止め、それを解きほぐすことができるようにもなります。マインドフルネス瞑想をとおして心の過剰反応を鎮め、自己批判や自己嫌悪の習性を捨て、自分自身そして他者に対する慈悲の心をはぐくむことができるのです。

また瞑想は私たちの霊性面も強化します。霊性とは宇宙に満ちる生命力や至高エネルギーにつうじるもので、こうした力やエネルギーは神、ブッダ、キリストあるいは高次の力とも呼ばれます。何かの宗教を信仰していてもいなくても、瞑想によってあなたは自分の存在意義や生きとし生けるものとのつながりを認識し、運命や現実の持つ聖なる本質について答えを見出すことになるでしょう。

瞑想の正しい座り方

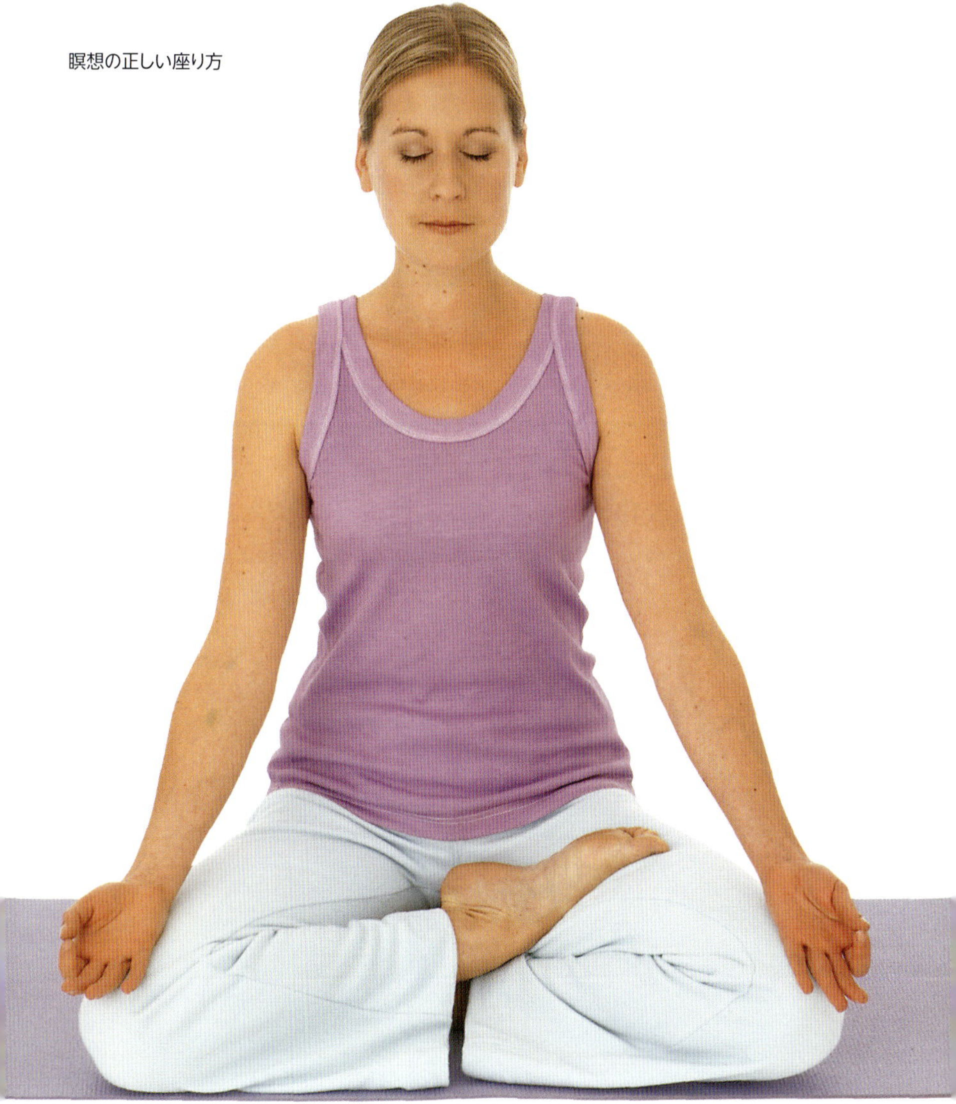

瞑想中の脳

私たちの脳には4種類の脳波があります。何かを考えたり働いたり会話している時はベータ波が優勢を占め、くつろいでいる時やまどろんでいる時、創造的活動を行っている時はアルファ波あるいはシータ波が現れます。そして夢も見ないような深い睡眠時に出るのがデルタ波です。瞑想中の脳波はベータ波から、波長のゆっくりしたアルファ波やシータ波へ移っていきます。

いっぽう瞑想が脳の特定の部位に変化を生じさせることは研究で明らかです。2002年ペンシルベニア大学のアンドリュー・ニューバーグ博士は瞑想と、集中力や計画性、肯定的な感情を司る脳の左前頭前皮質との関係を解明しました。カリフォルニア大学のポール・エックマン教授は、マインドフルネス瞑想には人の闘争・逃走反応を決める扁桃体という脳の部位を“手なづける”働きがあることを発見しました。彼は、瞑想に熟達したチベット仏教徒がふつうの人間なら激しく気が動転してしまうような状況下でも平静でいられる様子を目の当たりにしたのでした。

ハーバード大学、イエール大学、マサチューセッツ工科大学の共同研究では、瞑想は脳を活性化させるだけでなく左右の前頭前皮質の厚みを増加させることも明らかにされました。こうした変化は年齢の高い瞑想者に顕著でしたが、この発見により老化にともなう皮質の萎縮は瞑想によって軽減されるのではないかと思われます。

瞑想とうつ

2009年3月、コロンビア大学のブラッドリー・ピーターソン博士は皮質の萎縮と抑うつの関係性を発見しました。彼の研究チームは、うつ病を持つ家系の人はそうでない人と比べて右の大脳皮質の厚みが28パーセント薄いこと、また左大脳半球の皮質が萎縮する人たちは慢性的なうつや不安症を悪化させるこ

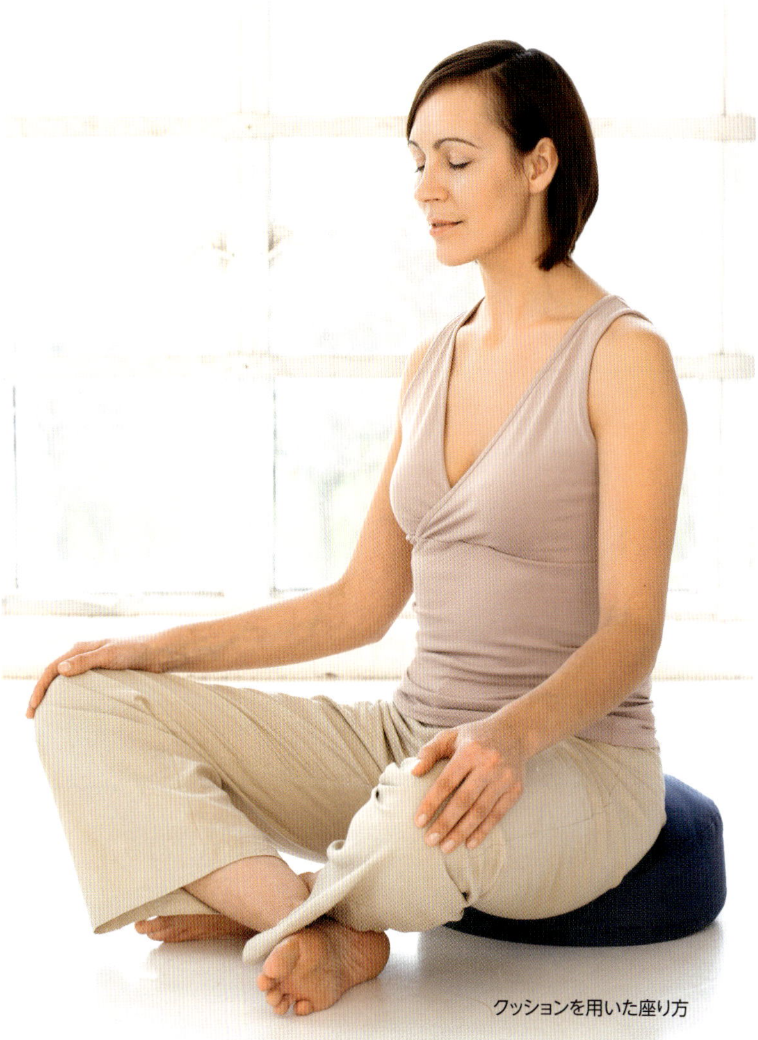

クッションを用いた座り方

とを発表しました。

うつ状態の人々は、まるで脳に“霧がかかった”ように集中力がなくなりもの覚えが悪くなったと言います。こうした症状はかつては抑うつ反応とみなされましたが、この研究によりそれが実は大脳皮質の萎縮の結果であり、ひいてはうつの原因になるのではないかと示されたのです。そこでピーターソン博士は大脳皮質細胞の劣化を防ぐため、心理療法や瞑想の実践をすすめます。しかし先の3大学共同研究チームによると、瞑想には、細胞の劣化を防ぐだけでなく大脳皮質の萎縮を回復させる可能性があるというのですから、瞑想によってうつ病を予防・治療できることになります。

さらに瞑想によってベータ波を生じさせたり、闘争・逃走反応を司る扁桃体をコントロールしたり、前頭皮質を活性化させることで、肯定的な感情を生み出すことができます。事実、愛や慈悲といった感情に意識を集中させて瞑想する人はその脳回路に変化が生じるのです。2008年ウィスコンシン大学マディソン校の研究者たちは、慈悲の心を長期間瞑想した被験者の脳を磁気共鳴画像装置（fMRI）で測定したところ、感情を司る脳の部位に劇的な変化が生じたと発表しています。

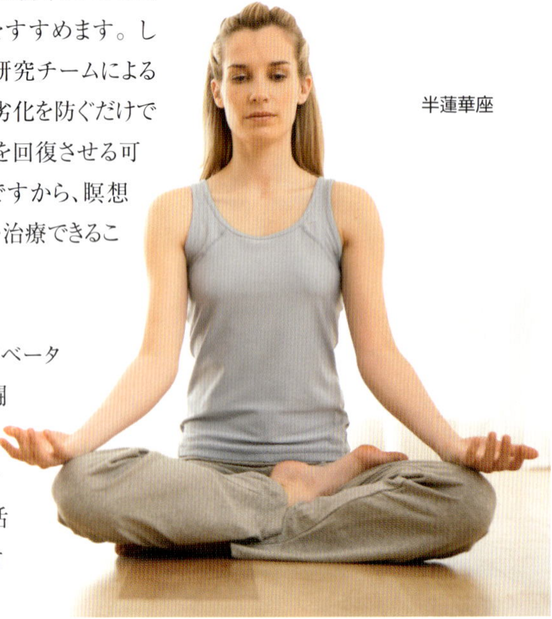

半蓮華座

瞑想中の身体

瞑想体験を高めるには次の2点が重要です。一つは身体をリラックスさせること、もう一つは横隔膜を用いて深い呼吸をすることです。ですから瞑想を行う時にはリラクセーションと深い呼吸が得られ、エネルギーを身体中に巡らせられる座り方をしなければなりません。瞑想のための正しい姿勢や座り方、そして瞑想のための場所づくりについてこれから説明していきます。

リラクセーション

簡単そうに見えますが、身体をリラックスさせるのは案外難しいものです。実は私たちの多くが身体に慢性的な緊張を抱えています。とくに肩や首のあたりなのですが、本書のボディスキャン・エクササイズ（p.34参照）を行うことで自分がどこに緊張を抱えているかがわかり、それを解き放てるようになるでしょう。このエクササイズはあなたの瞑想の質を高め、時には一変させてしまうかもしれません。

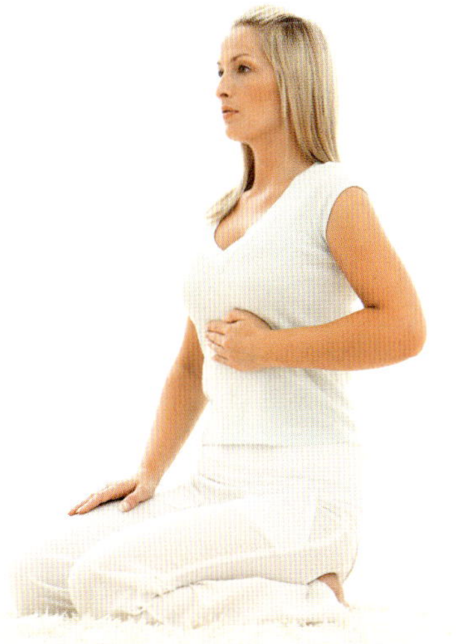

やってみましょう　エクササイズ1「ボディスキャン」を行います。p.34の指示にしたがいましょう。まずCDプレーヤーをそばに置きトラック2を聴く準備をします。誰にも邪魔されない静かで心地のいい場所を選び、横になりましょう。

呼 吸

あなたは浅い呼吸をしていませんか?　これでは呼吸が小さくて肺は空気で満たされません。こうした状態は健康に悪いだけでなくリラクセーションや集中力にも悪影響を及ぼします。ここで呼吸について説明します。まず空気を吸い込むと肺の下にある横隔膜が内臓を押し下げながら収縮し平らになります。すると胸郭が広がり肺は新鮮な空気を取り込めるよう拡張します。息を吐く時は横隔膜が弛緩して肺を押し上げ、肺が二酸化炭素を吐き出すのを助けます。これから取り上げるエクササイズをとおして、横隔膜を正しく用いる完全な呼吸法を身につけていきましょう。

瞑想に役立つグッズ

基本的に瞑想は座って行うものですが、快適な姿勢を保つため現在さまざまな商品が売られています。中でもクッションは形や色、大きさ、中身に関して多くの種類があります。これらは瞑想やヨーガの専門店で手に入れることができますが、できれば1度試してから購入することをおすすめします。足首を保護するためクッションの下に座布団を敷くのもいいでしょう。床の上に座ることができない場合は背もたれがまっすぐな椅子に腰かけてください。

瞑想の姿勢

伝統的な東洋瞑想の姿勢とは、床に敷いた座布団の上で脚を組む座り方です。この座り方にも蓮華座やそれより楽な半蓮華座、足首のあたりで緩く脚を組む座り方(p.23参照)などさまざまあります。床で脚を組むのが大変ならまっすぐな背もたれのある椅子に腰かけても大丈夫です。中には横になって行う瞑想法もあります。しかしいずれの姿勢もリラックスしつつも背筋を伸ばすことが大切です。どの姿勢が一番自分に向くかいろいろ試してください。

やってみましょう　エクササイズ2「腹式呼吸」を行います。p.38の指示にしたがってください。呼吸時の横隔膜の動きを視覚化しましょう。

息を吸う時は
腹部を緩めてください。
横隔膜が下がって
肺に空気のための
スペースが生まれます。

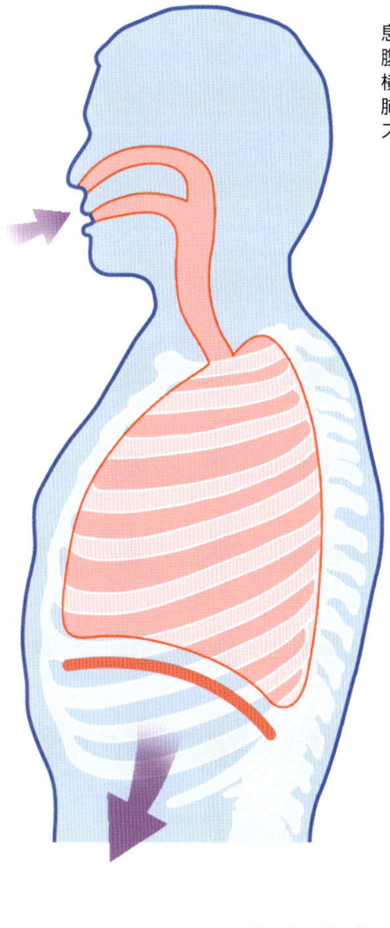

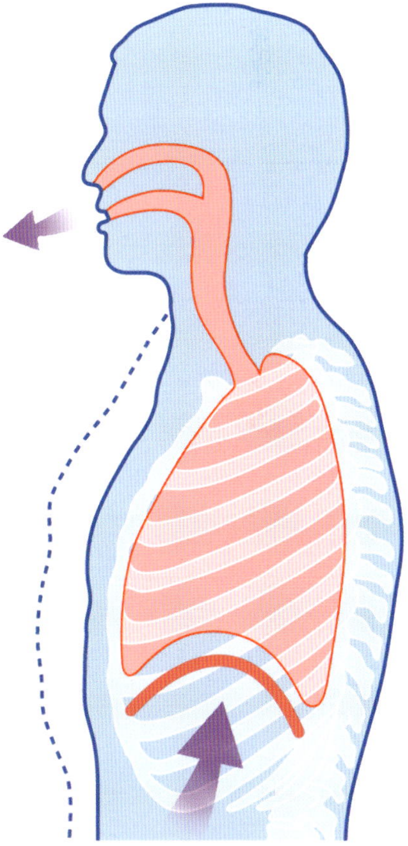

息を吐く時は吸う時の倍、
時間をかけてください。

瞑想のための場所をつくる

瞑想のための特別な空間を用意しましょう。部屋数に余裕があれば1室を瞑想用にするといいですし、それが無理なら寝室やリビングなど部屋の一角に瞑想用のスペースをもうけてください。形態はどうであれ、瞑想用の静かで落ち着いた場所をつくることがあなたの心の支えとなり、瞑想が日常生活の一部になっていきます。

やってみましょう　エクササイズ3「基本的な座り方」を行います。p.42-43の指示にしたがって、瞑想の姿勢を試してください。CDのトラック3には結跏趺坐の組み方が収められています。蓮華座や半蓮華座をマスターされた方はぜひ試してください。

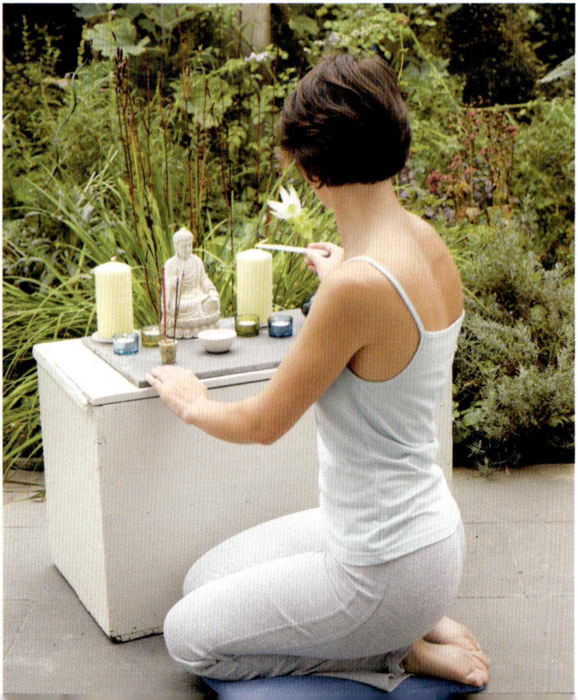

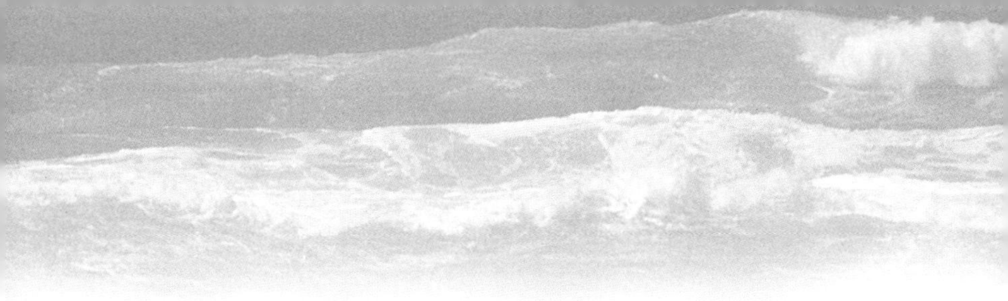

準備のための
エクササイズ

これからご紹介するエクササイズは
瞑想のための大事な基盤となります。
リラクセーション法や座位、呼吸法などに関する説明は
本書のあらゆる瞑想法で利用できます。

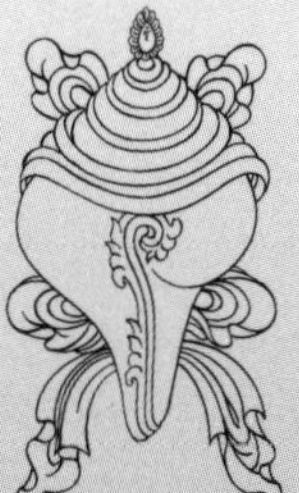

身体をリラックスさせる

　リラクセーションはストレスを軽減し瞑想の準備を整えます。実は身体は実際の脅威であっても想像上の脅威であっても生化学的に同様に反応し、身体と脳の血中に「危険に備えろ」と告げる化学物質を放出します。そしてストレス要因から逃げようがそれと闘おうがこの化学物質は放出されつづけ、身体と脳にダメージを与えるのです。次のエクササイズはこうした反応を打ち消し、身体がリラックスしている状態、心が平和な状態へと私たちを導きます。

エクササイズ1　ボディスキャン

CDをかけましょう　トラック2(スクリプトはp.242参照)

こんなときに　リラックスが必要だと感じた時、瞑想を始める前、寝る前などに行います。

- **ゆったりとした衣類を着て** アクセサリーや腕時計をはずします。静かで落ち着いた場所で横になってください。部屋が寒ければ薄手の毛布などをかけましょう。
- **p.242-243を読み** CDトラック2をかけてガイドの声にしたがいます。

ボディスキャン

質　問

エクササイズを行う前は身体がどんな感じだったか、
今はどんな感じがするか?
身体のどこにもっとも緊張を感じていたか?
エクササイズを始める前、そのことに気づいていたか?
身体の緊張をほぐした時、気持ちに何か変化があったか?

日付 ______________________ 時間 ______________________

日付 ______________________ 時間 ______________________

日付 ______________________ 時間 ______________

日付 ______________________ 時間 ______________

日付

時間

日付

時間

より深く呼吸する

本書の瞑想を行う際は“お腹に”息を吸い込んでください。こうした腹式呼吸では腹部を広げたり縮めたりするため、意識して横隔膜を使います。それが深い呼吸につながるのです。私たちはたいてい胸郭を広げてしまうのですが、それでは浅い呼吸しかできません。次のエクササイズはストレスを打破するとともに、引き締まった理想的な腹部をつくります。

エクササイズ2　腹式呼吸

CDをかけましょう　トラック1またはトラック6（CDなしでも可）

参照しましょう　p.31の肺と横隔膜の図を見てみましょう。どこに横隔膜があり、深い呼吸をするとそれがどう動くのかに注意します。

こんなときに　瞑想を始める前、あるいは呼吸をとおして心身両面を癒したり活性化させたりしたい時に行います。ストレスにさらされると私たちは胸上部で浅い呼吸をするようになり、怒っていると息を吸ってはため込むようになります。

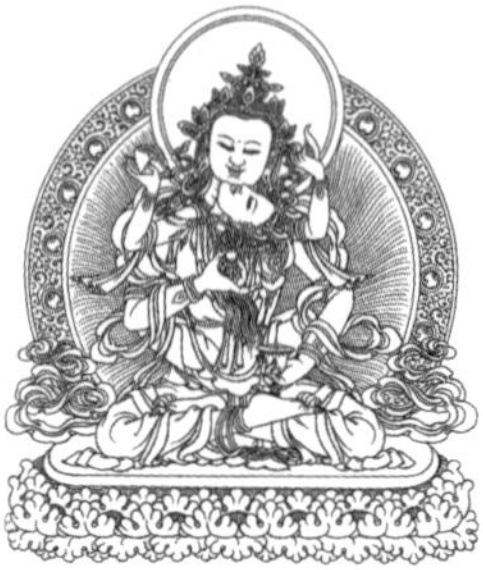

- **横になってくつろいでください。** お腹をへこませて深く息を吸い込んでみてください。腹部が収縮していると浅い呼吸を頻繁にせざる得なくなるため、とてもつらく感じるはずです。この時縮まった腹筋や内臓のせいで横隔膜は下にいきにくくなっています。

- **片手を腹部にあて** もういっぽうの手を胸にあてます。お腹の緊張を解いて長くゆっくり息を吸い込んでみましょう。お腹が膨らんできます。横隔膜が下がるのを感じたら、まず肺の上部、次に下部に空気が満ちてきます。息を吸う時に腹部を緩めると内臓が下がってお腹がせり出し、横隔膜が楽に収縮および下降することができるのです。

- **ゆっくり空気を吐き、横隔膜を** ふつうの位置にもどします。横隔膜の緊張が解け上にあがってきたら、お腹もふつうの状態にもどります。

- **腹式呼吸を** このように10分間つづけてください。息を吐く時に吸う時の倍時間をかけるとリラクセーションが促され、闘争・逃走反応から解放されます。エクササイズが終わったらゆっくり身体を起こしましょう。

腹式呼吸

質　問

腹式呼吸は身体にどんな影響を与えたか?

腹式呼吸は心にどんな影響を与えたか?

日付 ＿＿＿＿＿＿＿＿＿＿ 時間 ＿＿＿＿＿＿＿＿＿＿

日付 ＿＿＿＿＿＿＿＿＿＿ 時間 ＿＿＿＿＿＿＿＿＿＿

日付 ＿＿＿＿＿＿＿＿ 時間 ＿＿＿＿＿＿

日付 ＿＿＿＿＿＿＿＿ 時間 ＿＿＿＿＿＿

瞑想のための座り方

瞑想用にp.19-28に挙げた座り方から一つ選んでいただきたいのですが、背もたれが垂直な椅子に腰かけて行ってもかまいません。脚を組み胡坐の姿勢を取る場合は、お尻が床から10-15cm上になるようにクッション等を敷いてください。椅子で行う場合は椅子の前面2分の1ほどに腰かけて、両足は30cm間隔、足の裏は床につけます。肩の力を抜き、背もたれに寄りかからないようにして背筋を伸ばしてください。

エクササイズ3　基本的な座り方

CDをかけましょう　トラック3（スクリプトはp.244参照）　ただしこれは仏教の結跏趺坐に関する内容で難度が高いため、希望する場合のみ。

参照しましょう　p.19-28に挙げた正座や楽な座り方の写真を見て一つ選び、瞑想の前にその姿勢を取ります。

こんなときに　次に紹介する基本的な座り方は、本書で取り上げるすべての瞑想法で用いることができます。

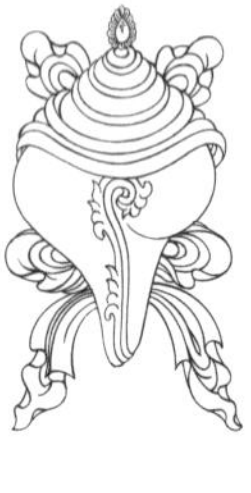

- **床に座るか** 椅子に腰かけ、瞑想の姿勢を取ります。次に背骨が身体の中心にきたと感じるまで上半身を左右にゆっくり揺らします。頭頂部に糸がついていて頭上から引っ張られる様子をイメージし、背骨が自然なカーブを描けるよう伸ばしてください。腹筋を緩めると腰のくびれ部分が徐々に前へ移動し、背骨の位置が定まります。ここで身体をスキャン(精査)し、たまった緊張を解き放ちます。

- **頭が傾いていないか、** 肩の力は抜けているか確かめます。鼻とへその位置をそろえ、顎を少し引きましょう。

- **目は** 1m先を見つめ、視線は45度ほど下へ落とします。

- **両手を** 上に向け右手の上に左手を重ねたら、親指を起こして軽く触れ合わせます。両手の位置はへその下約7cmです。

- **口を閉じ** 舌の先を前歯の裏の口蓋につけます。瞑想が終わるまでこの姿勢を保ってください。瞑想が終わったら手と脚をほどき軽くストレッチしてゆっくり立ち上がりましょう。

基本的な座り方

質　問

基本的な座り方は難しかったか?

CDを聴いて結跏趺坐を試してみたか?

結跏趺坐を組むことができたか?

日付 ＿＿＿＿＿＿＿＿＿＿ 時間 ＿＿＿＿＿＿＿＿

日付 ＿＿＿＿＿＿＿＿＿＿ 時間 ＿＿＿＿＿＿＿＿

日付 時間

日付 時間

動機について考える

“動機が全てである”　ダライ・ラマはそう言います。これは、「なぜ」あなたが行うのかはあなたが「何を」行うのかと同じくらい重要であるという意味です。たとえば2人の人が同じ行為をしたとします。この時両者はそれぞれの動機や目的によって異なる経験をするのです。1人は困っている人を助けたいという純粋な願いから寄付をし、もう1人は見栄のためあるいは税金逃れのために寄付するとします。結果として前者は与えるという喜びを経験しいっそう寛大な人間になれますが、後者はこうした喜びの機会を逃し、ますます地位や富にしがみつきます。瞑想を行う前に自分の動機や目的を明確にすることで、より大きな可能性があなたの前に広がってくるでしょう。

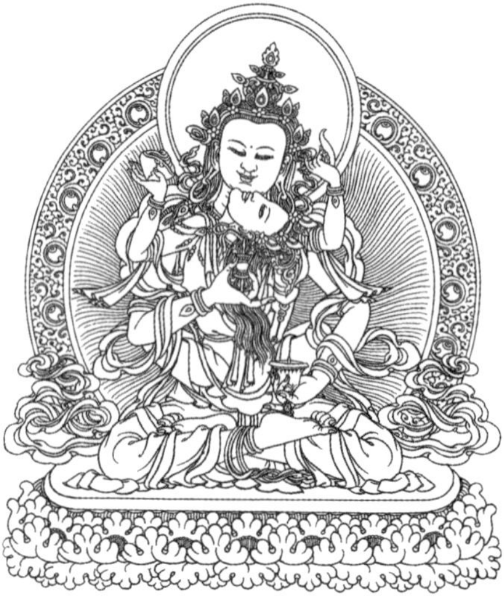

エクササイズ4　意図と情熱

こんなときに　瞑想を行う前など、瞑想に対する自分の意志の強さや情熱を確かめる際に行います。その他日常生活のどんな行動に対して用いてもかまいません。

- **なぜエクササイズに** 取り組むのか、その理由をはっきり自分自身に示します。各エクササイズの導入部には、瞑想の効果など、目的を明確にするための手がかりが挙げられています。なお生活全般における目的やなりたい自分といったものを目標に揚げてもいいでしょう。
- **目的を定めたら** 数分間静かに座り、瞑想に移ります。
- **瞑想を終える時には** より崇高な目標に注意を向け情熱を捧げてください。こうすることでより良い結果が“根づき”ます。たとえばあなたの瞑想を世界中の恵まれない子どもたちに奉げたり、困っている友人もしくは自分自身に奉げたりするといいでしょう。この“締めくくり”の行為によってなぜ自分が瞑想するのかが記憶に残り、次のエクササイズへとつながります。

意図と情熱

質　問

自分の意志と情熱を明らかにすることで、
瞑想に対する感じ方はどのように変わったか？
瞑想をつづけていく上でどんな目的や目標がもっとも尊いか？
気持ちを鼓舞してくれそうか？

日付 ＿＿＿＿＿＿＿＿＿＿ 時間 ＿＿＿＿＿＿＿＿

日付 ＿＿＿＿＿＿＿＿＿＿ 時間 ＿＿＿＿＿＿＿＿

心を鎮めるための瞑想

心がコントロールできない？

おそらく誰でも1度は危機を経験したことがあるはずです。あなたにとってそれは身近な人の死や愛する人との別れ、あるいは失職、災害だったでしょうか。その時あなたは足元から大地が崩れ落ちるような不安や恐怖を覚えたのではないでしょうか。それまではあたり前だと思っていたものが消え失せた時、あなたの心そして生活はまさに混乱の渦に巻き込まれたのです。

堂々巡りする心

そうした暗い日々、あなたには自分の心がコントロールできなかったかもしれません。ある思いがぐるぐる頭をかけ巡りそれを止められない、あたかも自分の心が一人歩きしているかのように。思考で眠りが妨げられ、身も心も疲れ果ててしまったのでは？　それでも数日あるいは数週間後、気持ちを整理し前を向こうとし始めた頃、受けた衝撃が薄らいできたのではないでしょうか。そして心はついに堂々巡りするのをやめ、取りとめもないいつもの状態へともどっていったのではないでしょうか。

通常私たちは次から次へさまざまなことを考えているものですが、時にはこのように何か一つの思いに繰り返し立ち返るようにもなります。自分の思考について知っているからこそ自分が誰なのか私たちにわかります。しかし本当にそう言い切れるのは、瞑想を学んで内面を見つめ直してからなのかもしれません。

投影と回避

私たちは皆何らかの精神的習慣を身につけていて、たとえば「世の中は危険だ」とか「他人は信用できない」といったものの見方をします。しかしそのいっぽうで、本当はいつも誰かに利用されているのに楽観的な性格のためその事実に気づいていない場合もあります。また、他者の中に自分のものとそっくりな欠点を見出して、気づかぬうちに相手を嫌っている場合もあります。

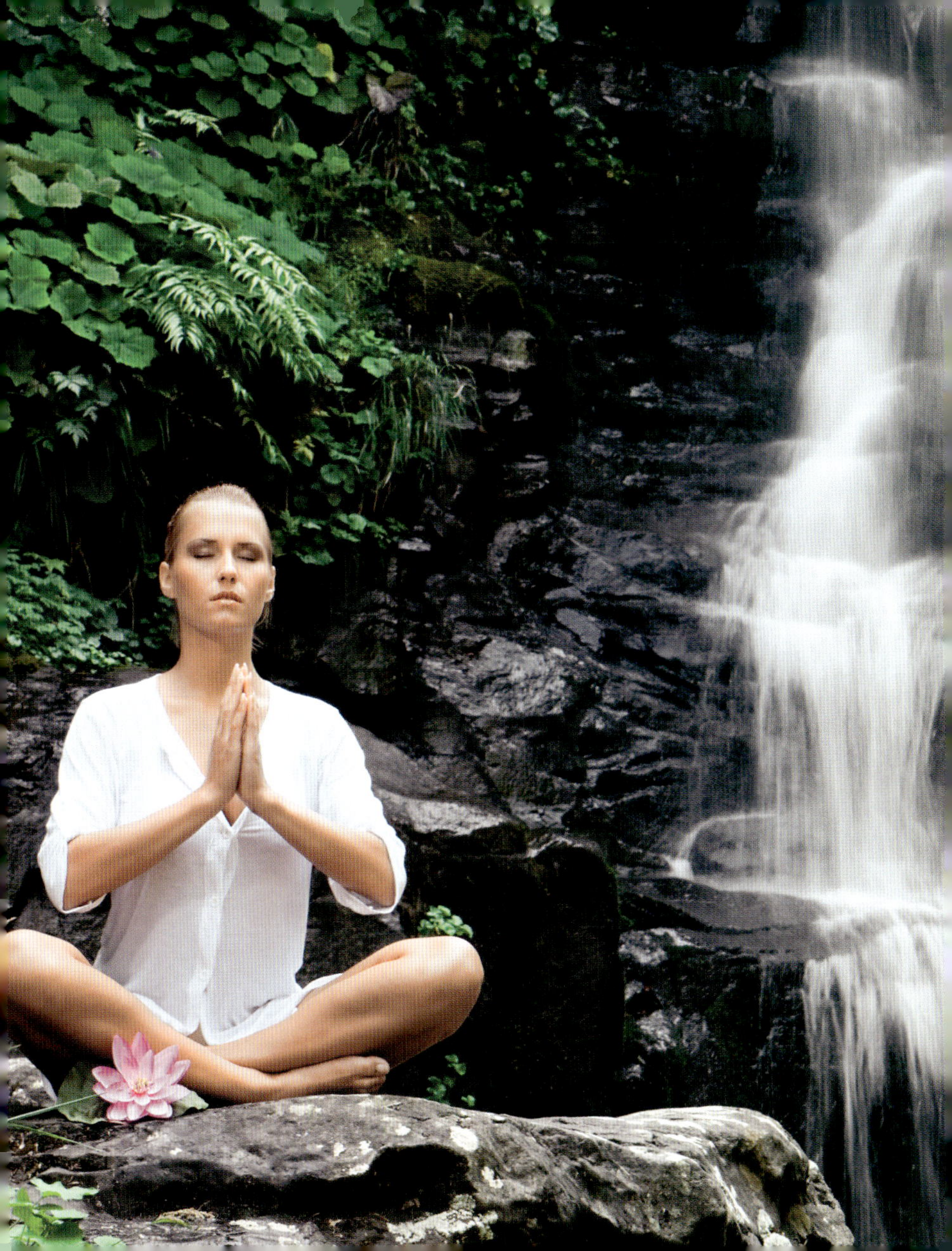

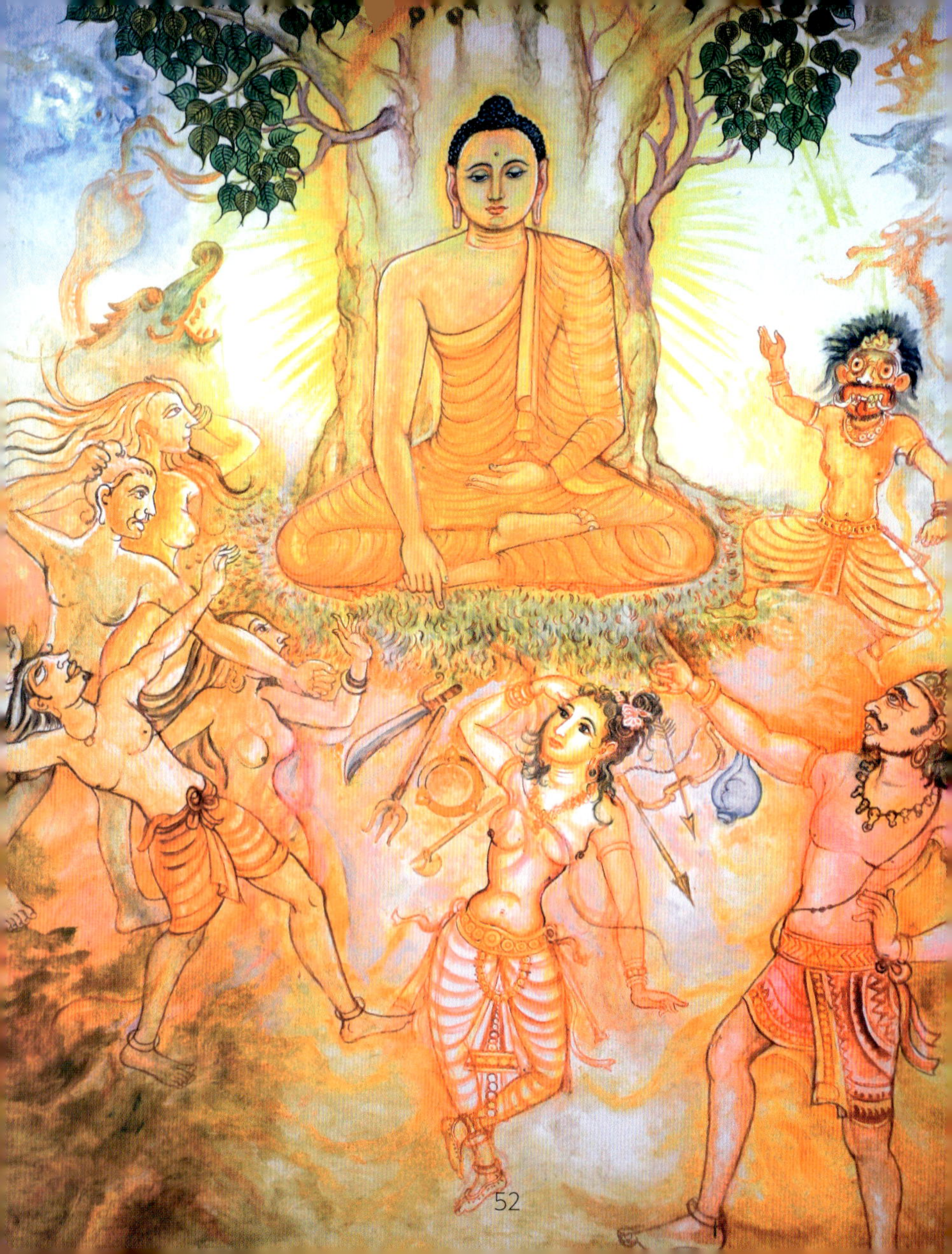

瞑想はそんな私たちに自分が本当は何者なのかを教えてくれます。

人に対してであれ何かの状況に対してであれ怖れを抱くと、私たちは回避のモードに入ろうとします。何が自分を怯えさせるのか考えずにすむ方法を探し出し、それにのめり込むのです。インターネットやテレビに夢中になるのがそのいい例で、実は心に魔法をかけているのです。考えさえしなければ恐怖のもとに直面せずにすむからです。しかし瞑想をとおして恐怖のもとと対峙した時、それらが想像していたほど難解なものではないことを私たちは知るのです。

日常生活を機能的に過ごそうと思っているのに、私たちはどうしても思考に振りまわされてしまいます。誰かに夢中になればその人を崇拝して完璧な人間だと信じ込みますし、自分には価値がないと思うと事実そのとおり自分をおとしめます。つまり思いに固執するあまり、それがその人あるいは自分のアイデンティティーの一部となってしまうのです。このように私たちは自分の観察眼を信じ込んでしまいがちですが、ものごとの捉え方は千差万別です。ある出来事を複数の人間に目撃させたところ全員がまったく異なる捉え方をすることが、いくつもの研究調査で明らかにされています。

穏やかな心が平和と悟りへの第一歩

遠い昔東洋の賢人たちは、人は自分の思考以上の存在であることを見出しました。そして彼らは瞑想によって心を鎮め、脅迫的な思考や無秩序な思考をコントロールするよう唱えました。彼らには私たちが至福や悟りへと至れる存在であることがわかっていたからです。しかしたこうした深遠な境地に至るためにはまず、心の表面をかき乱す思考や感情を鎮めなければなりません。水の表面がざわついていたらその下の深さが見とおせないのと同じです。集中瞑想を行うことによってどんな状況下でも心を鎮められるようになり、さらには瞑想で得た力とエネルギーを、生活や人生を向上させるため活用できるようになるでしょう。

呼吸に集中する

集中瞑想は本書で取り上げる最初の瞑想法で、心を鎮めるための、古くからある方法です。ある物質（ろうそくなど）やイメージ、呼吸といった何らかの対象に意識を集中させられるようになると、勝手気ままで無秩序な自分の思考パターンに気づき始め、やがて心の緊張を解いてそれらを鎮められるようになります。そうなると日常生活でも集中力が増し、仕事や趣味、友人との関係などさまざまな面で生活が充実してきます。また健康面では精神が安定し感情のバランスが取れるほか睡眠が改善されます。瞑想を実践していれば人生の困難に直面した時も、よりスムーズに乗り越えられるようになるでしょう。

ヒンドゥー教や仏教、道教ではこうした「精神活動の静止」が霊的成長に欠かせないとされています。ここで言う静止とは、意識ははっきりしているが心が穏やかで静かな状態を指します。ブッダは呼吸瞑想について、心を鎮めるためだけでなく否定的な思考や雑念を払うためのものでもあると説き、それを、塵や埃を吹き飛ばす、暑季に起こる土砂降りにたとえています。他の聖人の中には呼吸を馬、瞑想者をその乗り手にたとえ、呼吸法を学ぶことで暴れ馬を手なずけるよう説く人もいます。その他にも静かで穏やかな心を顕微鏡などの実験道具にたとえ、それを自分自身および宇宙を探求するための道具として用いるよう説く人もいます。

呼吸に集中する

p.66-75のエクササイズでは呼吸を瞑想の対象として用います。呼吸はつねにあなたと一緒、あなたの一部と言えるのですから、好きな時に瞑想に用いることができるでしょう。また呼吸することとはあなたが今この瞬間生きていることの証しであり、呼吸への意識の集中によって、どうすれば今という時にとどまれ

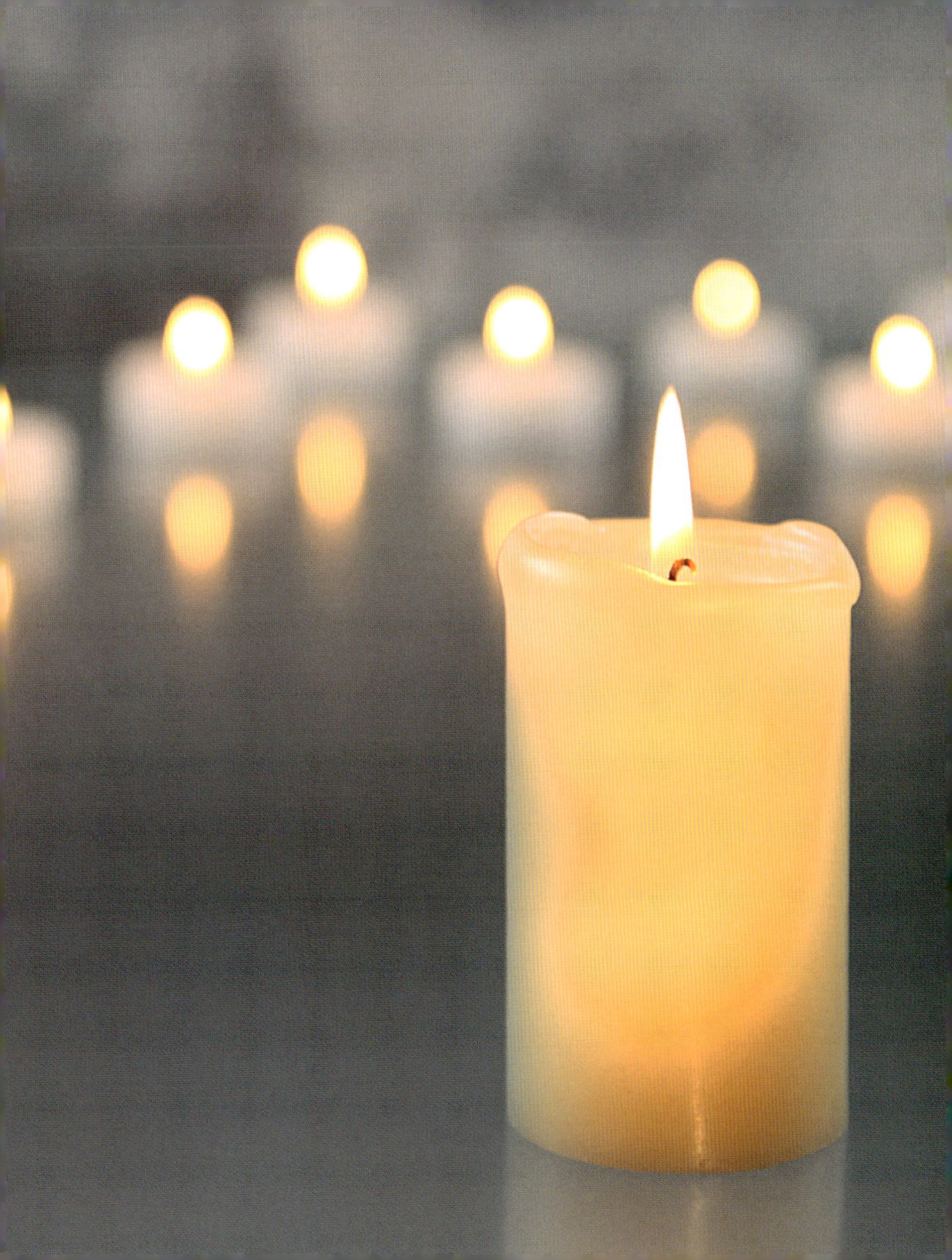

るのか、自分の内と外で本当は何が起きているのか気づくようにもなるでしょう。安定した呼吸の流れに注意を払うと心が落ち着き、あれこれ移り変わる思考の動きがやみ、心がくつろいできます。p.66に紹介する基本的な呼吸瞑想はふだんの呼吸に意識を集中させるもので、特別な努力を必要とするものではありません。とは言え呼吸に集中していても思考が必ず邪魔してきます。外の音に気が散ったり何かしら感情が沸き起こってきたりするでしょう。人間として当然持つ好奇心といったものがあらゆる類の思考を生み出してくるからです。知らず知らずのうちに友達のことを考えたり、歯医者の予約のこと、瞑想後の食事のことが気になったりするでしょう。

こうした邪魔が入ってきたら自分の注意を再び呼吸にもどしてください。1回の瞑想で何百回も行うかもしれません。しかし心が迷い出しても自分を責めてはいけません。はぐれて迷子になった子どもを呼び寄せるように、やさしく愛情こめて心を呼吸に向かわせるのです。こうしたことを繰り返すうちに心が鎮まり、平穏な状態が生まれてくるでしょう。

やってみましょう　1人になれる静かな場所を選び、最低20分間瞑想します。p.66のエクササイズ5「基本的な呼吸瞑想」を開き、指示にしたがってください。

自信がないときには　この瞑想は難しい、正しくできているか不安だと感じたら、いったんやめます。瞑想は旅の過程であって目的地ではありません。リラックスするため、p.34のボディスキャンのエクササイズを行いましょう。

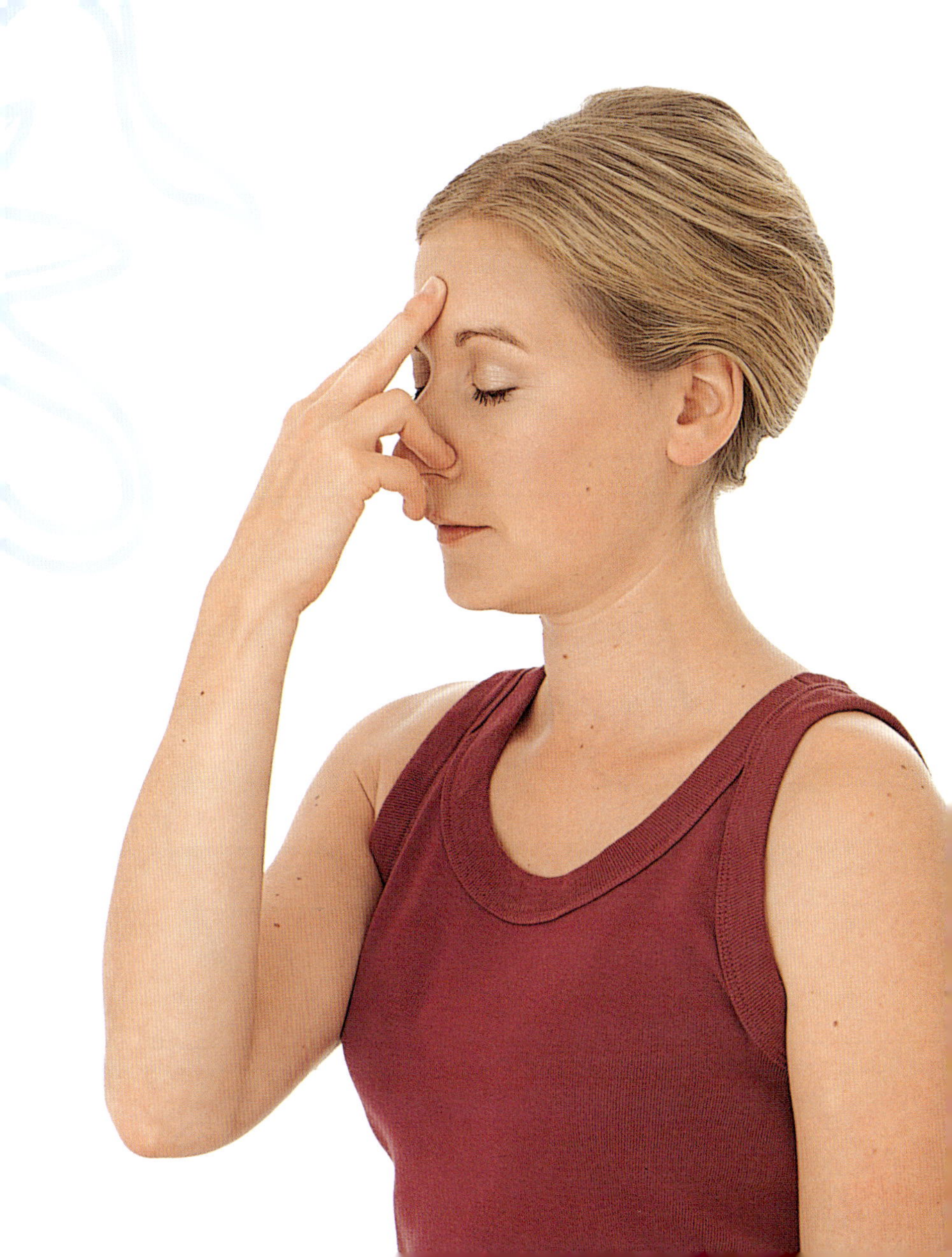

呼吸瞑想の三つのポイント

呼吸瞑想には三つのポイントがあります。まず自分の呼吸をよく知ること、次に呼吸への集中を忘れないこと、そして注意がそれるのを防ぐことです。あなたの心は本来穏やかで安定しているのですが、騒がしい思考の裏に隠れてしまっています。この本来の心につうじるため呼吸に集中しましょう。

自分の呼吸について知る

無意識に行っているため、実は私たちは自分の呼吸についてあまりよく知りません。多くの人と同じようにあなたも浅い呼吸をしているかもしれません。1日中パソコンの前でかがみ込んでいれば当然呼吸は小さくなり、ストレスや疲労の原因となります。今のままでは自分がどんな呼吸をしているかわからないまま健康状態は悪化していくでしょう。p.38の腹式呼吸のエクササイズで横隔膜および横隔膜と肺や呼吸との関係を紹介しましたが、ここであらためて呼吸そのもの、とくにその働きやリズムについて学んでいきます。

退屈を乗り越える

ひたすら呼吸に意識を集中させることなど、退屈そうでたいして意味がないように思えるかもしれません。しかし20分間呼吸とそのリズムに注意を払っているとくつろいできて、心が安定してくるのがわかるはずです。そうした心の状態を味わった時、さらに呼吸から多くのものを得たいと思うようになるでしょう。

呼吸は心を落ち着かせてくれるだけでなく、ヒーリングにも大きな効果を発揮します。病気の時は横隔膜をじゅうぶん用いた深い呼吸を心がければ、[illegible]体の各部に酸素と癒しのエネルギーが送り込めます。呼吸とは心身の生命力の源であり、呼吸をとおして私たちは心の平和を得るとともに身体の活力も増強させることができるのです。生命力に満ちた宇宙のエネルギーを取り込むのが

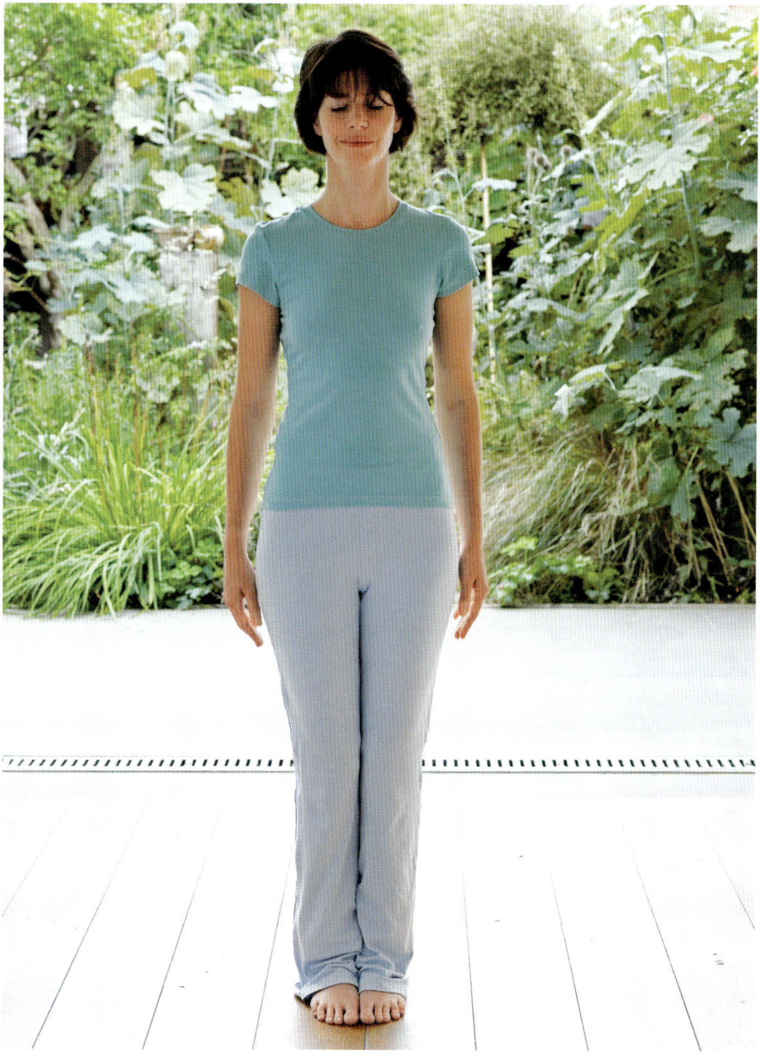

呼吸であると言っていいでしょう。

呼吸に集中しつづける

呼吸に集中しつづけるということは今という瞬間を生きることであり、自分の今の行動に気づきを持つということです。あなたの今の行動とはそう、呼吸への瞑想です。思考に巻き込まれてしまうと瞑想するのを忘れてしまうかもしれません。そんな時は何度でも呼吸に意識をもどしましょう。必ず呼吸に意識をもどすことで呼吸そのものを熟知し、あなたが求める静かな心が得られるのです。さらに大切なのは呼吸に何度でも立ち返ることによって、今という瞬間や今自分が行っている行為に完全にとどまれるようになるということです。今を完全に生きられるようになると瞑想が格段に深まるだけでなく、人生の可能性が大きく開けてくるのです。

注意がそれるのを防ぐ

注意がそれるのを継続的に防いでいると、やがて苦労しなくても集中がつづくようになります。思考が沸いてきて

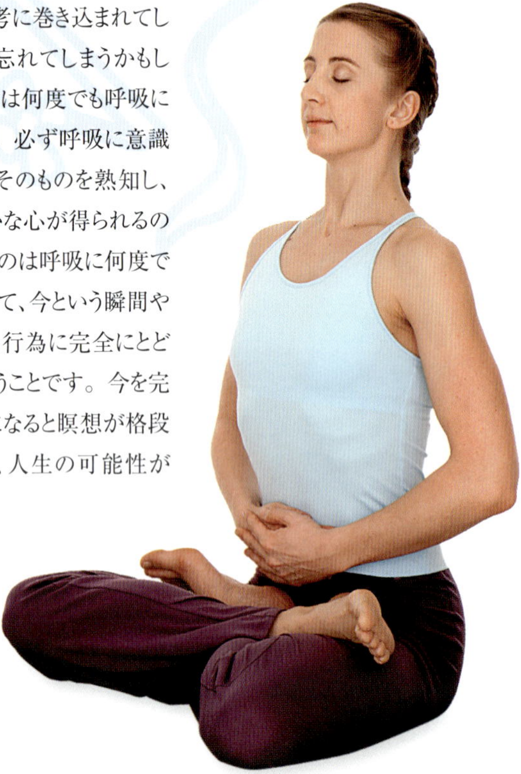

も心は暴れ馬のように道から外れることはなくなるでしょう。思考や他の邪魔ものの存在に気づいても、自然な心の持つ安定性や力の方があなたにとって魅力的になるからです。これが心を手なずけるということです。強くて安定していて晴れやかで、今という時に満たされた心は、あなたが人生から得たいと願うすべてのものを与えてくれる力強い味方なのです。

やってみましょう　p.66のエクササイズ5「基本的な呼吸瞑想」を終えているなら、p.70のエクササイズ6「呼吸瞑想の三つのポイント」の指示にしたがいましょう。

自信がないときには　エクササイズ6の「呼吸瞑想の三つのポイント」すべてに集中するのが難しかったら、それぞれ別々に行いましょう。急ぐ必要はありません。あなたなりのペースで行ってください。

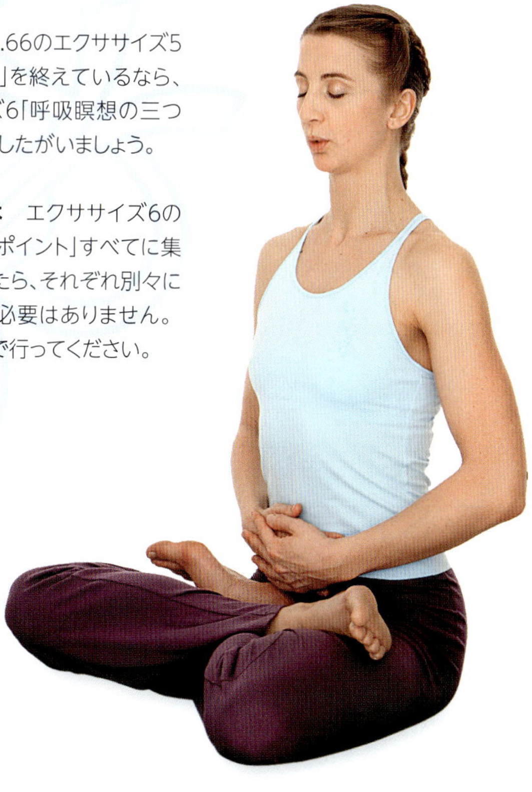

心の自然な状態を見つける

「何も考えなかったら心に何が残るのか」「思考の裏にはどんな心の状態があるのか」「心の自然な姿とは何か」そんな疑問に瞑想が答えを与えてくれるでしょう。

p.74の広々とした心のためのエクササイズでは、呼吸に意識を集中させながら、次々と浮かんでは消えていく思考を観察するため、自分の注意をほんの少しそうしたものに振り向けます。晴れた日に草の上に寝転んで、青く澄んだ空を背景に雲がとおり過ぎていく様子を想像してください。向こうからまた1つ雲が流れてきては頭上をとおり、やがて見えなくなっていくでしょう。

ただ観察する

雲はあなたの思考や感情のようなものです。雲に追いつこうとしたり雲と一緒に走ろうとしたりせずにただやり過ごせば、あなたの血圧や心拍数は落ち着いてきます。雲を眺めているとそれらがいかに移ろいやすいものであるかわかるはずです。と同時にその背後にある広々とした青空に自分の視線が注がれているのに気づくでしょう。以前は雲の形ばかり気にしていて、その存在がわからなかったのではないでしょうか。

同様に、呼吸に意識を集中させていると思考が雲のように行ったり来たりしているのがわかります。そして心が瞑想状態に入ったあとは、騒がしい思考や感情の裏にある自然な心を垣間見ることができるでしょう。虚飾がなくて美しい、澄んでいて広々とした青い空、これこそあなた本来の心の姿なのです。それはいつもあなたの内にあります。だからこそ困難に直面し不安や恐怖から気持ちがどんなに動揺しても呼吸に集中することで、あなた本来の内なる静けさに立ち返ることができるのです。

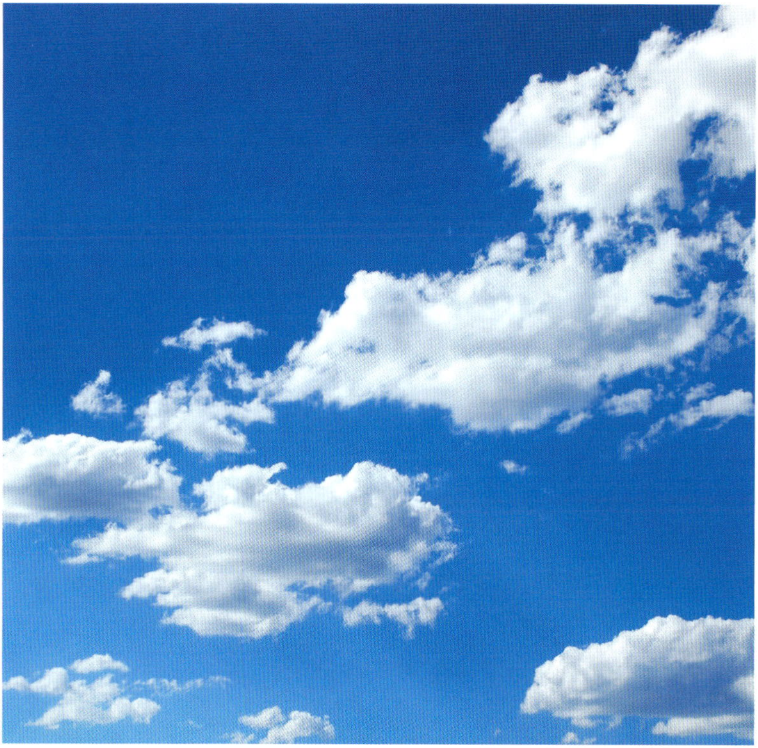

やってみましょう　p.66の「基本的な呼吸瞑想」のエクササイズがすんでいるなら、p.70のエクササイズ6「呼吸瞑想の三つのポイント」に移りましょう。

自信がないときには　自分の思考と距離を置き、それらを観察することができないと感じたら、もう少しエクササイズ5と6を続け、先に進むのはやめましょう。

静かな心を保つ

瞑想で見出した静けさはあなたの行動全般に大きな影響を与えますが、ストレスに満ちた目まぐるしい日常生活のせいでそうした効果が損なわれる場合があります。そうならないよう日常生活を変えるための方法をp.78-79のエクササイズで紹介します。

自分の心に何を取り込むか決めるのはあなたです。つき合う人からテレビやインターネット、本とのかかわり方に至るまで、それらとの関係をコントロールするのはあなた自身なのです。瞑想に平和や静けさを見出せば見出すほど、夜のニュースで映し出される暴力から目をそむけたくなるかもしれませんし、怒りや嫉妬といった否定的な感情を誘発する人たちともあまり一緒にいたくなくなるかもしれません。もしあなたが食物や薬、アルコール、インターネットに依存しているのなら、依存によって瞑想中の心が蝕まれていることに気づくようになるでしょう。そんな時こそ瞑想をとおして、こうした問題と向き合う力を得てください。

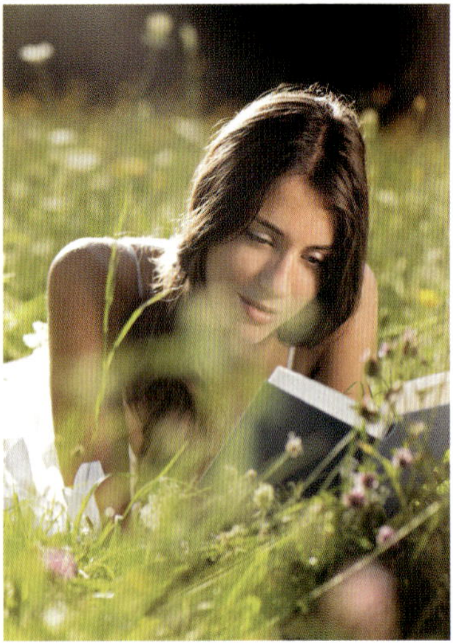

やってみましょう　自分自身に思いやりを持ち前向きになることで日常生活に静けさがおとずれます。p.78のエクササイズ8「いつも平和な心で」を開き、指示にしたがいましょう。

集中のための
エクササイズ

これからご紹介するエクササイズは静かな心をはぐくみ、
自分自身そして周囲の世界を探求するうえで必要不可欠な
力を培います。静かで安定した心でいなければ、
幸福な生活や豊かな人生は得られません。

呼吸に意識を集中させる

呼吸に意識を集中させる瞑想は、心を鎮めるための伝統的かつ効果的な方法であると同時に、他の瞑想の基盤となる素晴らしい技法です。まさに癒しと内なる平和の源と言っていいでしょう。このエクササイズを始める前にp.42に挙げた基本姿勢から自分に適したものを一つ選んでください。

エクササイズ5　基本的な呼吸瞑想

CDをかけましょう　トラック4(スクリプトはp.245参照)

参照しましょう　p.31の図を見て横隔膜の動きを思い出しましょう。また座り方に関してはp.19-28を参照してください。

こんなときに　朝晩1回ずつが理想的ですが、1日最低1回は行いましょう。呼吸瞑想は場所を選ばずにできる瞑想法です。

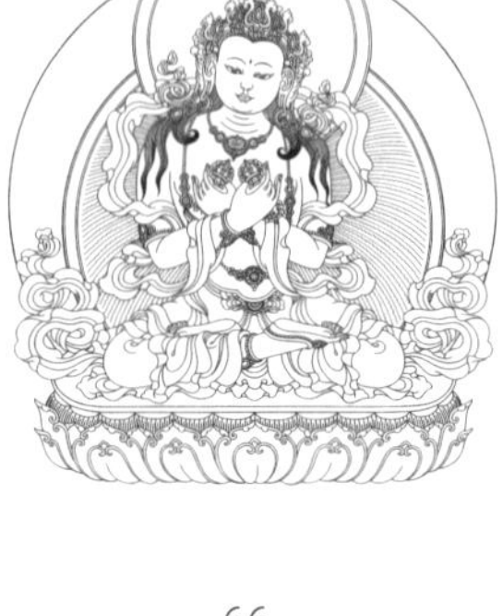

- **瞑想のための** 静かで落ち着いた場所をもうけてください。自分に合った座り方を選び(p.42参照)、寒ければ肩かけや膝かけを用いてください。

- **まず数分間** 腹式呼吸を行います(p.38参照)。準備が整ったらトラック4をかけてガイドの声にしたがいましょう。

- **自分が本当にリラックス** しているか、瞑想しながら必ず時々確かめてください。肩に力が入ってないか、耳をそばだてていないか、身体のどこかに緊張はないかを確かめてみましょう。

- **できるだけ動かずに** エクササイズを行います。自分が山になったところを想像してみるといいでしょう。

- **最後まで気は緩めず** に。瞑想とはぼんやりすることではありません。エクササイズが終わるまで身体の緊張は解いたまま、意識ははっきり保ってください。

基本的な呼吸瞑想

質　問

呼吸に意識を集中させ続けるのは難しかったか?

20分間瞑想したあと何か変化を感じたか?

日付 ＿＿＿＿＿＿＿＿＿＿ 時間 ＿＿＿＿＿＿＿＿＿＿

日付 ＿＿＿＿＿＿＿＿＿＿ 時間 ＿＿＿＿＿＿＿＿＿＿

日付 ＿＿＿＿ 時間 ＿＿＿＿

日付 ＿＿＿＿ 時間 ＿＿＿＿

三つのポイントを実践する

このエクササイズでは次の3点を心がけてください。まず自分の呼吸をよく知ること、次に呼吸への集中を忘れないこと、そして注意がそれるのを防ぐことです。どれもあたり前過ぎて簡単に思えるかもしれませんが、これら三つに注意することで瞑想が深まり、大きな効果が得られます。

エクササイズ6　呼吸瞑想の三つのポイント

CDをかけましょう　トラック4（スクリプトはp.245参照）

参照しましょう　p.19-28に挙げた座り方をご覧ください。

こんなときに　エクササイズ5を数回行ってから始めてください。

- **自分に合った座り方**（p.42参照）を選び、この瞑想を行う意図を確認しましょう（p.46参照）。必要ならトラック4をもう1度聴いてください。
- **6-7分間** 自分の呼吸をじっくり観察します。
- **さらにもう6-7分間** 呼吸に意識を集中させます。
- **最後にもう6-7分間** 邪魔な思考を寄せつけないようにして呼吸に意識を集中させます。もし何かの思考が現れてもあわてずに、意識を呼吸にもどします。エクササイズを終える際、この瞑想に傾けたあなたの熱意を何かまたは誰かに奉げましょう。

呼吸瞑想の三つのポイント

質　問

この3点に気をつけたら呼吸瞑想に対する理解が深まったか?

どれがもっとも役に立ったか?

日付 ＿＿＿＿＿＿＿＿ 時間 ＿＿＿＿＿＿＿＿

日付 ＿＿＿＿＿＿＿＿ 時間 ＿＿＿＿＿＿＿＿

日付 ____________________ 時間 ____________________

日付 ____________________ 時間 ____________________

日付 時間

日付 時間

思考を観察する

このエクササイズでは呼吸に意識を集中させながら思考にも注意を向け、それらが沸き起こっては消えていく様子を観察します。呼吸だけ観察することに比べれば少し難しいかもしれませんが、完璧にできなくてもかまいません。挑戦してみましょう。

エクササイズ7　広々とした心

CDをかけましょう　トラック1または6（CDなしでも可）

参照しましょう　p.19-28に挙げた座り方を参考にしてください。

こんなときに　エクササイズ5（p.66）とエクササイズ6（p.70）を終えてから取り組んでください。

- **自分に合った座り方**（p.42参照）を選び、身体を完全にリラックスさせます。目は開けたまま、視線を1m先に落とします。

- **心は静かか** 意識ははっきりしているか、眠くないか、動揺していないか確かめましょう。次に21回呼吸をかぞえて心を鎮めます。空気が入ってくる鼻の部分に注意を向け、息を吸う時心で“1”をかぞえます。息が出入りする時の鼻の感覚を味わってください。何か思考が現れてきたらそっと解き放ち、再び注意を呼吸に向けます。

- **21回かぞえ終えたら** 呼吸に注意を向けたまま、心に沸き起こるあらゆるものを観察します。思考や何かのイメージ、感情、単なる空想など、気持ちを楽にして、それらすべてを眺めましょう。何が現れてもコントロールしようとしたり追いかけたりしてはいけません。

- **観察者の立場でリラックス** していてください。さまざまな思考やイメージが浮かんできては消えていく、そんな様子が見えるでしょう。あなたはスクリーンに映し出される画像を眺めているのですが、何が映されようとそれに影響を与えたりはしないのです。平和なものであれ不穏なものであれ、難解なものであれ単純なものであれ、映し出されるものをありのまま受け入れてください。大事なのは捕まえようとしないこと、ただ観察してやり過ごすのです。

- **自分が捕まえようとしていたら** 呼吸に専念して心を鎮めてください。落ち着いたら再び距離を置いて、思考がとおり過ぎていくのを眺めましょう。

- **あなたは自分の思考に対して** 穏やかなまま距離が保てていますか?　騒々しい人の群れを眺めながら部屋の一角で静かに座っていますか?

- **最後に20分間この瞑想状態** を保ちます。思考と距離を置き、それらを吟味したりコントロールしようとしたりしなければ、心がどれほど安定していられるかおわかりになったでしょう。これがあなたの自然な心の状態です。エクササイズを終える前にゆっくり味わいましょう。

広々とした心

質　問

思考の真の姿について私は何を発見したか?
自分の心の真の姿について私は何を発見したか?
心が自然の状態にいる瞬間を私は経験することができたか?
それはどんな感じだったか?

日付 ______________________ 時間 ______________________

日付 ______________________ 時間 ______________________

日付 時間

日付 時間

瞑想を生活に取り入れる

瞑想の効果は“座布団の上”にいる時のみ得られるものではありません。日常的に次の3点に気を配ることで、瞑想で得られる静けさは日々の暮らしにもおとずれます。

エクササイズ8　いつも平和な心で

こんなときに　本来はつねに次の3点を心がけるべきです。少なくとも必要を感じた時は実行に移しましょう。

- **テレビ、映画**、雑誌、インターネット上の題材のうち、欲望や憎しみ、不安、怒りといった否定的な感情を誘発するものは避けましょう。もしこうしたものと出会っても精神の均衡を崩さないよう、こだわったり“はまったり”しないよう心がけます。戦争や犯罪といった負の問題について考えることが悪いわけではありませんが、否定的な感情が引き起こされないよう注意が必要です。また性的なテーマに関してもバランスの取れた健全な接し方が必要です。

- **容易ではないでしょうが** 誰かに気持ちを害された時は、怒りや憎しみを返すのではなく、むしろ相手に対して共感を抱きましょう。自分にどれほど相手と共通点があるか考えてみてください。たとえばあなたと同じように彼／彼女もいろいろな面で苦しんでいるのかもしれません。あなたと同じように彼／彼女も幸せになりたいと望んでいながら、時々人をいらいらさせるのかもしれません。

- **瞑想中に行った** 呼吸への意識の集中を日常生活にも取り入れましょう。居眠りしないよう運転中に、誠心誠意相手の話を聞くため会話中に、意識の集中を用いるのです。料理中は料理に、食事中は食べることに、今あなたが行っている眼前のすべてのことに、しっかりそして静かに焦点を合わせてください。

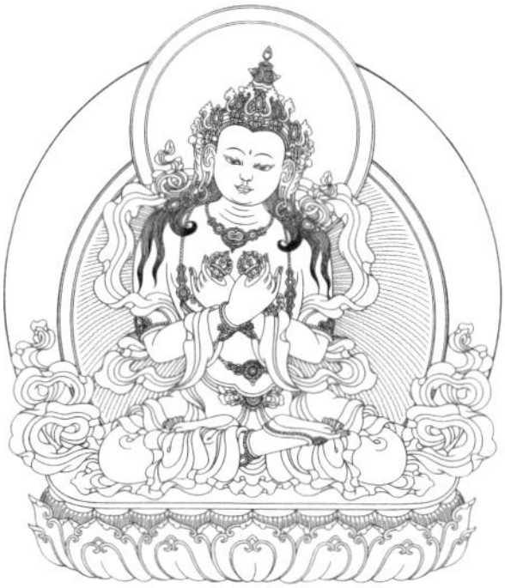

いつも平和な心で

質　問

穏やかな心を保つため、私は日常生活に何か変化をくわえたか？
そうした変化は私にどんな影響を与えたか？

日付 ＿＿＿＿＿＿＿＿＿＿ 時間 ＿＿＿＿＿＿＿＿＿＿

日付 ＿＿＿＿＿＿＿＿＿＿ 時間 ＿＿＿＿＿＿＿＿＿＿

マインドフルネスを促すための瞑想

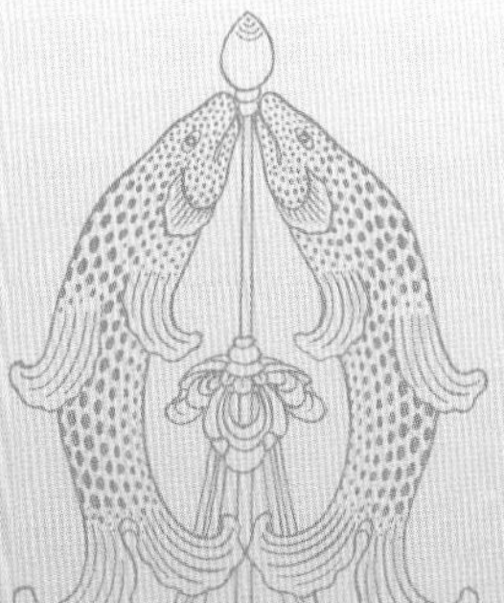

マインドフルネスとは何か？

パート1とパート2で私たちは、集中力を高めるための瞑想と、心を鎮めるための瞑想について学びました。ストレスに満ちた日常生活の中で、平和な心のためのスペースをわずかであっても見出すことができたのではないでしょうか。マインドフルネス瞑想では呼吸瞑想で培った静かで安定した心を活用し、身体・心・感情・周囲の世界を探っていきます。確かな集中力を用いながら、自分とは何者なのか、自分は何を考えどう感じるのか、どう行動するのかを観察し、これまでとは異なる奥深い視点から自分自身を理解するようになるでしょう。またマインドフルネス瞑想をとおして周囲の世界を見つめることで、それが自分の内的世界とどう関係しているかがわかるようになるでしょう。

苦悩をやわらげるマインドフルネス

マインドフルネスを身体・感情・心・周囲の世界の四つの側面に取り入れる目的は、これら四つのあり方やその働きに関する洞察を深めるためです。具体的にはまず、自分の身体、感情、心、周囲の世界は固定していて不変かどうかを探ります。次にこれら四つは永続的な真の幸せを与えてくれるかどうかに目を向けて、最後に"私"や"私のもの"といった概念は普遍的な真実であるどうかを探ります。こうした探求をとおして私たちは日々の苦悩の根元にたどり着くことができます。私たちの苦悩とは、無常を否定すること、幸せの探し場所を間違えること、自分と他者を切り離して考えることから生じているのです。

マインドフルネスとは対象をしっかり見つめ、今この瞬間に起きていることに気づきを持つため全身全霊を傾けることです。マインドフルネスの実践により自分の思考と行動の関係がより深く理解できるようになり、しだいに自分のどんな

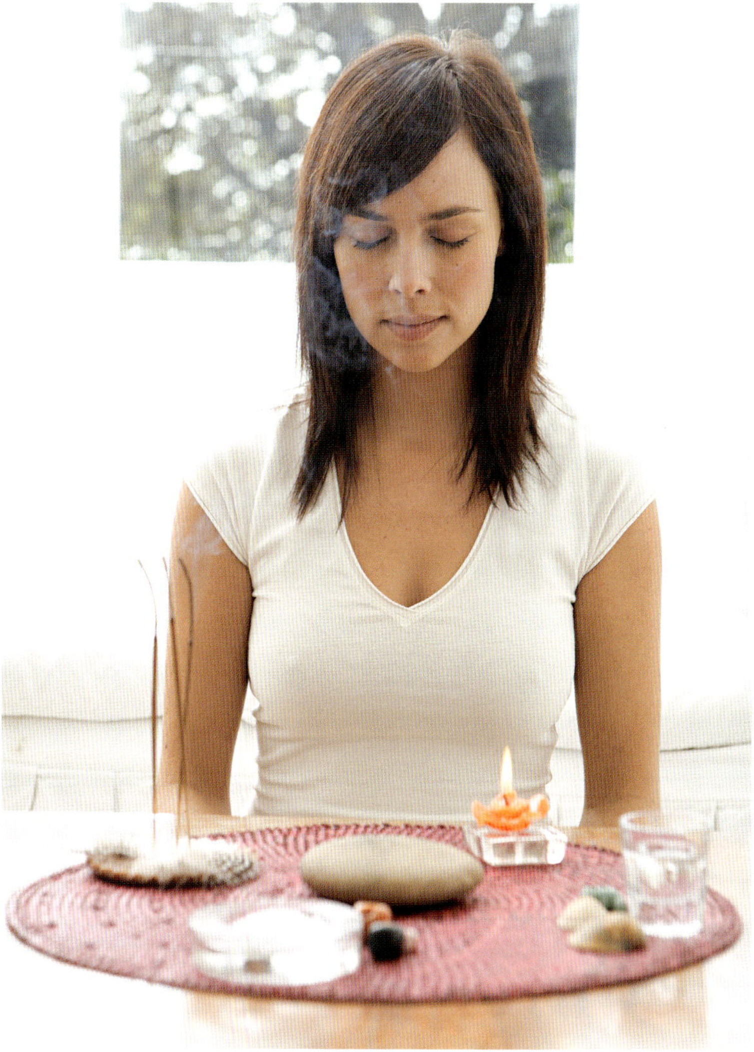

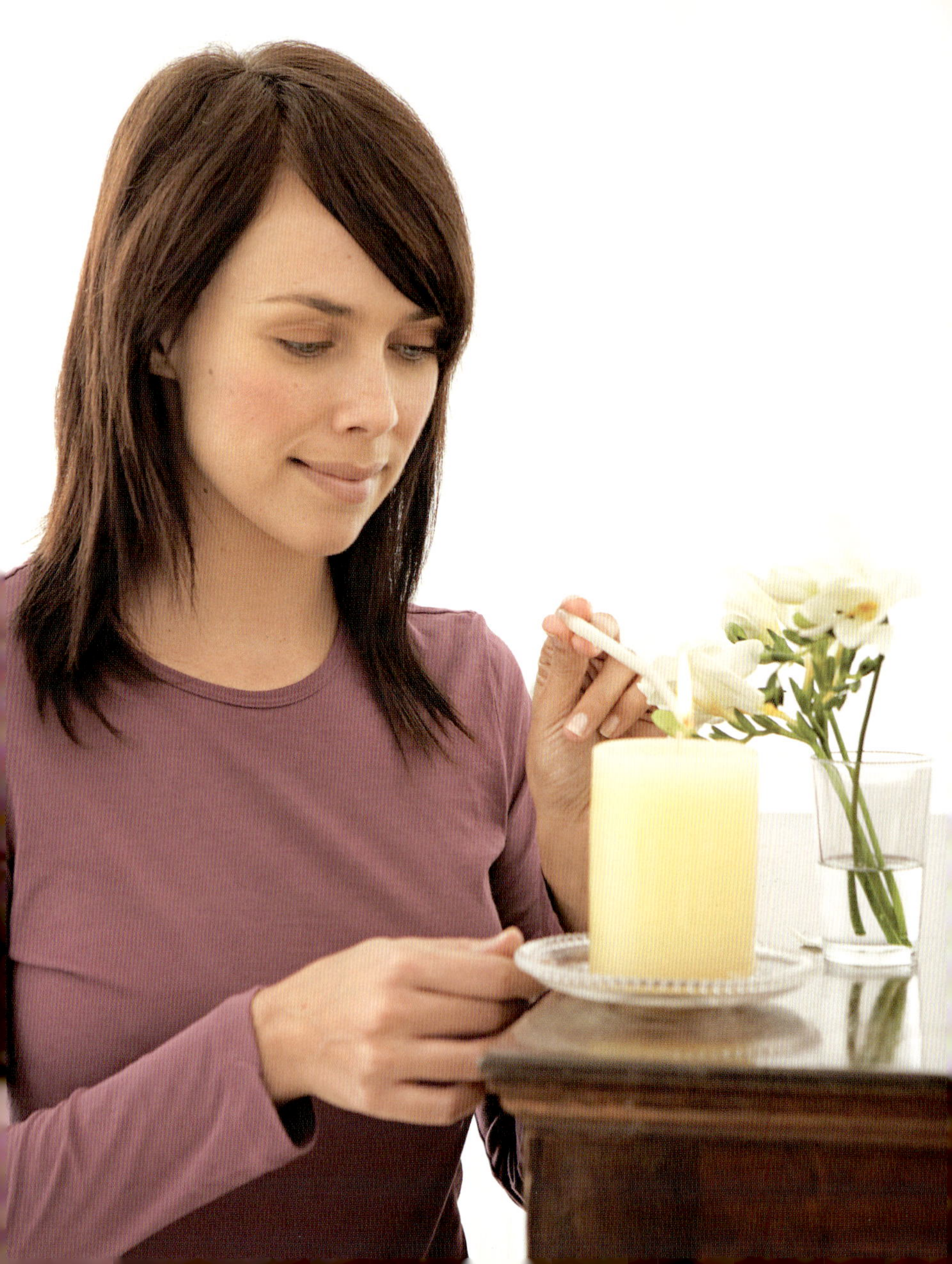

思考や行動が自分自身と周囲の人々を幸せにするのか、何が苦悩や障害につながるのかがわかるようになるでしょう。さらにはそこで得られた洞察を、否定的なものの考え方や非建設的な行動パターンを変えるため用いることができるでしょう。マインドフルネスに取り組むことで他者との葛藤が解消され、あなた自身がより幸せで思いやりのある、人から愛される人間になっていくのです。

実りある幸せな人生のために

マインドフルネス瞑想を始めると、自分がいかに無意識的に日常生活を送っているか気づき始めます。今日の予定をぼんやり考えながらあなたは朝を過ごし、おそらく通勤途中もまわりの人や周囲の光景など目に入っていないでしょう。マインドフルネス瞑想はそんな日常生活に気づきを与えてくれます。気が散っていたりもの思いにふけっていたりするよりも、あらゆる瞬間を完全に生きる方が、より多くの喜びが見出せるのです。

また自分の性格や習慣など、これまで変わることがないと思っていたものについても自然と見直し始めるでしょう。子どもの頃とは明らかにちがっているのに、あなたは今の自分の性格や習慣を本物だと思い込んでいるのではないでしょうか。変わる力が自分にあるとは気づかず、誰にとっても役に立たない思考の罠にはまったままあなたは毎日を過ごしているのかもしれません。もっと素晴らしい選択肢がマインドフルネス瞑想できっと見つかるはずです。

p.98-111のエクササイズに取り組む前に、p.66-79のエクササイズを必ず数週間行ってください。とくに呼吸瞑想は完全にマスターしておいてください。瞑想とはつねに進行形で終わりはありません。ですからたとえ心を鎮めるのにまだ手こずっていたとしても悩む必要はありません。

自分の身体にマインドフルになる

ある宗教的伝統では内面の成長とは肉体を離れ、精神と同化した霊的生活を送ることにあるとされます。身体は汚れたものあるいは“罪”の源とみなされ、軽視されているのかもしれません。しかし私たちは皆肉体に宿っているのですから身体を敵とみなすのではなく、むしろ喜びやインスピレーション、霊的成長の源と捉えるべきなのではないでしょうか。

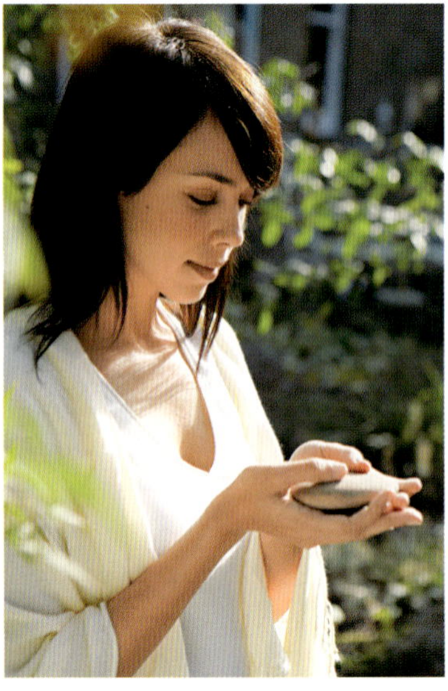

身体があるからこそ私たちは働いたり人を愛したり自分自身をいたわることができます。他者とかかわったり周囲の世界を理解したりするのも、読書や学習、祈りや瞑想によって精神生活を豊かにするも身体をとおしてです。だからこそ自分の身体に注意を払い、さまざまな面でバランスの取れた状態に保つことが大切なのです。トラウマや虐待といったつらい記憶がもしあなたに残っているなら、身体というこの精妙で美しい媒介にマインドフルになることで、本来の自分自身とつながり直すことができるでしょう。

身体と心は分離したものではないので、身体に気づきを持つことで自分の精神状態も把握できるようになります。首の痛み、顎のはり、胸のつかえ、鼠径部の麻痺などは精神面で何らかの癒しが必要な表れかもしれません。また、身体に意識を集中させると心にまとっていた鎧に気づき、それを脱ぎ捨てられるようにもなるでしょう。そしてこうした精神的障害物を解き放つと、瞑想も霊的な成長も深まっていくことになるのです。

肉体からオーラへ

身体にマインドフルネス瞑想を行うと肉体の感覚に敏感になるだけでなく、自分を取り巻くエネルギー層、オーラの動きにも気づくようになるでしょう。まずあなたは瞑想をとおして筋肉の緊張や身体の痛みあるいはかゆみを感じ始め、つづいて心拍数や血液の流れ、体内のエネルギーの動きがわかるようになり、やがてきわめて微細な知覚、オーラを体験するようになるのです。自分の周囲の世界をより明確に捉えるためには、所有というフィルター（“これは私のもの”）や堅実性というフィルター（“これは永久で変わることがない”）、願望というフィルター（“この人や物、状況は永遠の幸福をもたらすだろう”）を用いずに、外の世界に存在する対象をじっくり眺めてみることが必要です。

毎日、身体に気づきを

一定の期間瞑想で自分の身体に注意を向けると、ウォーキングや食事、会話、車の運転といった日常行為の最中でも身体に注意が払えるようになります。すると健康に害を及ぼす自分の習慣や習性がわかるようになり、さらには病気の予兆であるかすかな身体の変化にも気づくようになるでしょう。そしてそれが結果的に健康維持や幸福につながっていくのです。

やってみましょう　p.98のエクササイズ9「身体へのマインドフルネス瞑想」を行います。エクササイズ全体を読んでポイントをつかんでから指示にしたがいましょう。

自信がないときには　身体の感覚に集中するのが不安な場合は、ボディスキャンのエクササイズ（p.34参照）でリラックスしてから行います。その他にも不快感を覚えたり嫌な記憶が蘇ったりする場合は、呼吸に意識を集中させます。必要ならエクササイズをいったん打ち切り、別の時に行いましょう。

自分の感情にマインドフルになる

自分の感情や心的態度に対してマインドフルになるのは、身体に対してよりも少し大変かもしれません。まずここで感情と心的態度のちがいについて考えましょう。通常、心的態度（心の向きや姿勢）は次に挙げる三つのいずれかにあてはまります。誰かあるいは何かに魅かれているまたはそれを望んでいる、誰かあるいは何かに嫌悪感を抱いている、誰かあるいは何かに対して中立の立場にいるまたは無関心、以上の三つです。これに対して感情のあり様《よう》ははるかに微妙で、私たちは日常生活を喜びや願望、悲嘆、不安、嫉妬、怒りといったさまざまな感情が入り交ざった状態で過ごしています。そして感情と心的態度には密接なつながりがあります。たとえばあなたが誰かに魅かれている場合その人があなた以外の者に関心を寄せたらあなたは悲しさや嫉妬を感じますし、もしあなたが誰かに嫌悪感を抱いていたらあなたはその人の言動に腹を立てやすくなるでしょう。いっぽうバス停で見知らぬ人と出会っても、あなたはその人に何の感情も抱きません。思考に意識を集中させてもまったく思い出せないかもしれません。

心的態度と感情はどうつながるか

ではここで感情がどうやって生まれてくるか探ってみましょう。感情が沸いてくるにはまず、その基盤となる何らかの感覚刺激や思考が必要です。例を挙げましょう。突然上司があなたのもとへやって来ました。あなたはうれしさを感じるでしょうかそれとも不安を覚えるでしょうか？　うれしくなるとしたらそれはあなたが昇進を期待しているからでしょう。いっぽう不安を感じたとしたら、それは近々リストラがあることをあなたが知っていたからでしょう。そしてその不安感は上司がリストラを告げる時、嫌悪感や憎しみへと変わるかもしれません。

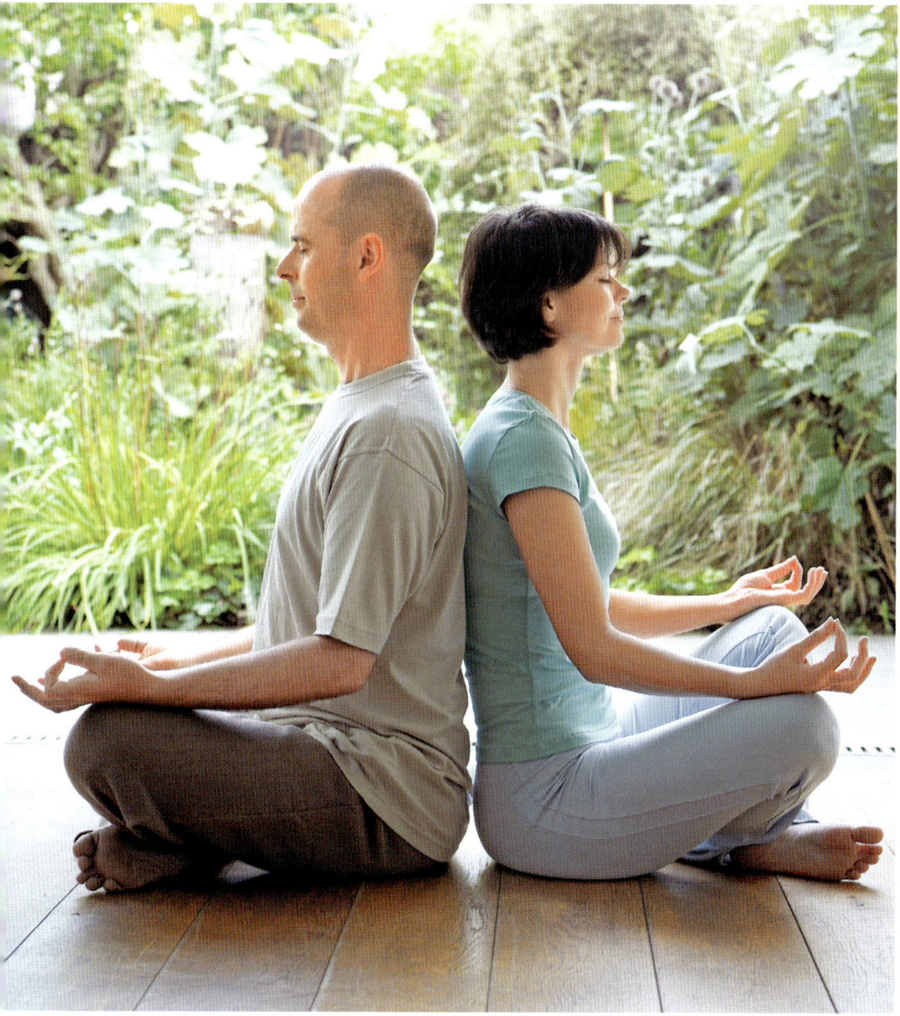

さらに、感情や心的態度は行動の誘発材料になります。上司を見たうれしさにあなたは彼を招き入れお茶をすすめるかもしれません。その反対に上司に対して脅威や嫌悪を抱いていたら、彼を立たせたまま悪い知らせを苦々しく受け取ることになるでしょう。感情が心的態度を生み、心的態度が行動を生むわけで、これら一連の現象は互いに影響し合っています。瞑想をとおして私たちはこのメカニズムを解体し、ばらばらになった各側面にマインドフルネスを用いることができるのです。

心的態度と感情に働きかける

まずマインドフルネス瞑想によって私たちは自分の感覚や感情をじっくり観察し、抑圧するのをやめます。感情そのものが悪いわけではありません。問題なのは私たちが特定の感情と強く同化することにあるのです。たとえば“私は怒っている”“私は落ち込んでいる”といった状態から“私”をのぞくと残るのはそう、怒りや悲しみ、不安といった感覚だけでしょう。マインドフルネスを実践することで私たちは、その正誤を判断せずに、怒りなどの感情そのものを客観的に観察できるようになるのです。さまざまな感情が沸いてきてはしばらくとどまりやがて消えていくことに私たちは気づき、それに固執する必要のないこと、自分自身や他者を傷つけるような方法でそんな感情を衝動的に表現する必要のないことに気づくのです。心的態度についても客観的に観察し、それが瞬間的なものに過ぎないこと、時間とともに変わってしまうものであることを知るのです。

やってみましょう　p.102のエクササイズ10を行います。まずエクササイズ全体を読み、ポイントをつかんだら指示にしたがって始めます。

自信がないときには　自分にとって深い意味を持ちそうな人、あるいは何かの出来事に意識を集中させると苦痛を感じそうだという場合は、ここでいったんストップします。

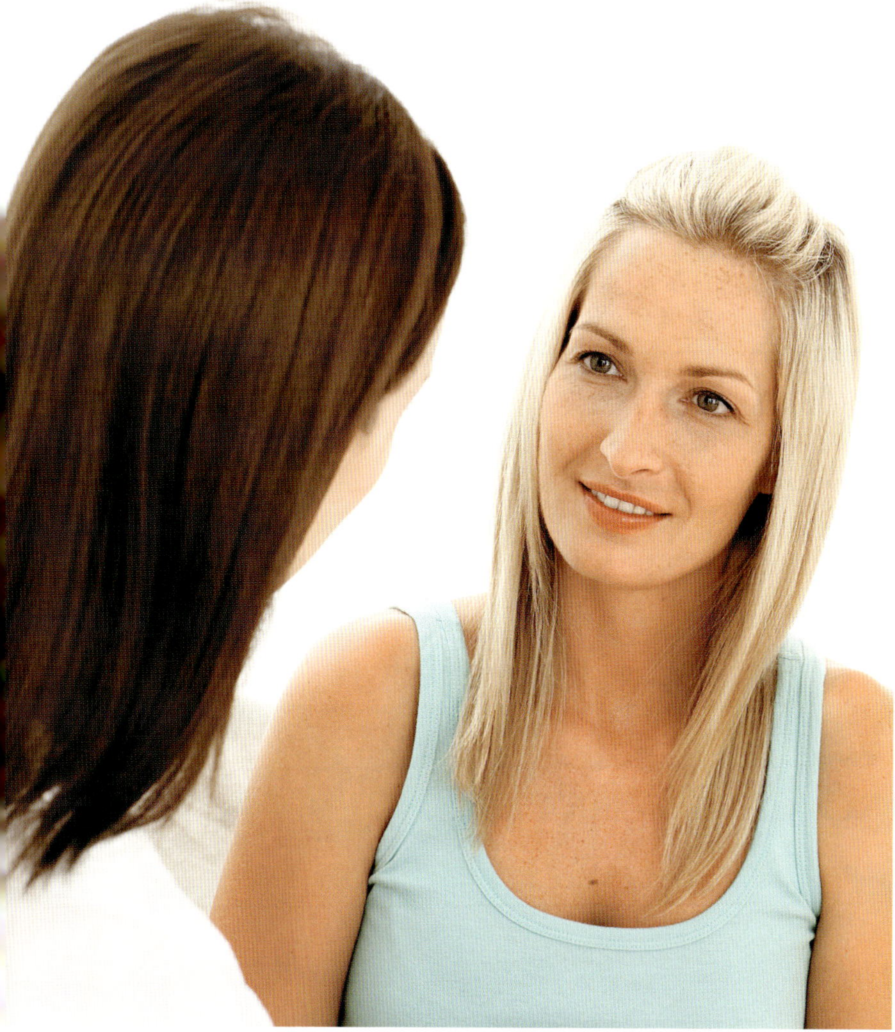

自分の心にマインドフルになる

これまで身体と感情に対するマインドフルネスについて学んできました。次は心に対するマインドフルネスを探っていきます。ここでは心の中身である思考やイメージ、知覚、感情、記憶、空想、願望などを扱います。それらは次々と浮かんできては心の自然な状態を背景に視界から遠ざかっていくものですが、p.50-53でわかったようにふつう心はあまりコントロールがききません。マインドフルネスをとおして私たちは、心を今この瞬間というそれが本来あるべき位置にとどめていくことを学ぶのです。

過去を生き、未来を夢見る

通常の精神状態の時、私たちはほとんど「今」を生きていません。過去や予測の中に生き、心は古い記憶または未来に対する空想の支配下にあるのです。昔の出来事やかつて味わった強い感情を再現することに、あるいは未来への夢や将来設計に夢中になっていると言えるでしょう。それらそのものが悪いわけではないのですが、私たちはあまりに多くの時間やエネルギーを、今の人生よりも過去の記憶や未来の夢に費やしてしまいがちです。

思考の中身を確かめる

思考の中身を瞑想の対象にすることで私たちは、自分自身と心の仕組みについて学ぶことになるでしょう。まず、思考が意識にのぼってきては消えていく様子を眺めることから始めます。正体を突き止めようとしたり追いかけようとしたりしてはいけません。次にただ眺めるのをやめ、思考の中身に何かパターンがないか観察します。繰り返し現れる感情はないか?　お金や健康、食物、セックスに心が流れていかないか?　将来の計画あるいは過去のことばかり考えていないか?　このように思考を調べてみるとその中身を意識的に選択できるようになり、否定的または神経症的な思考のパターンを、健全で実り豊かなパターンへと変えていくことができるのです。

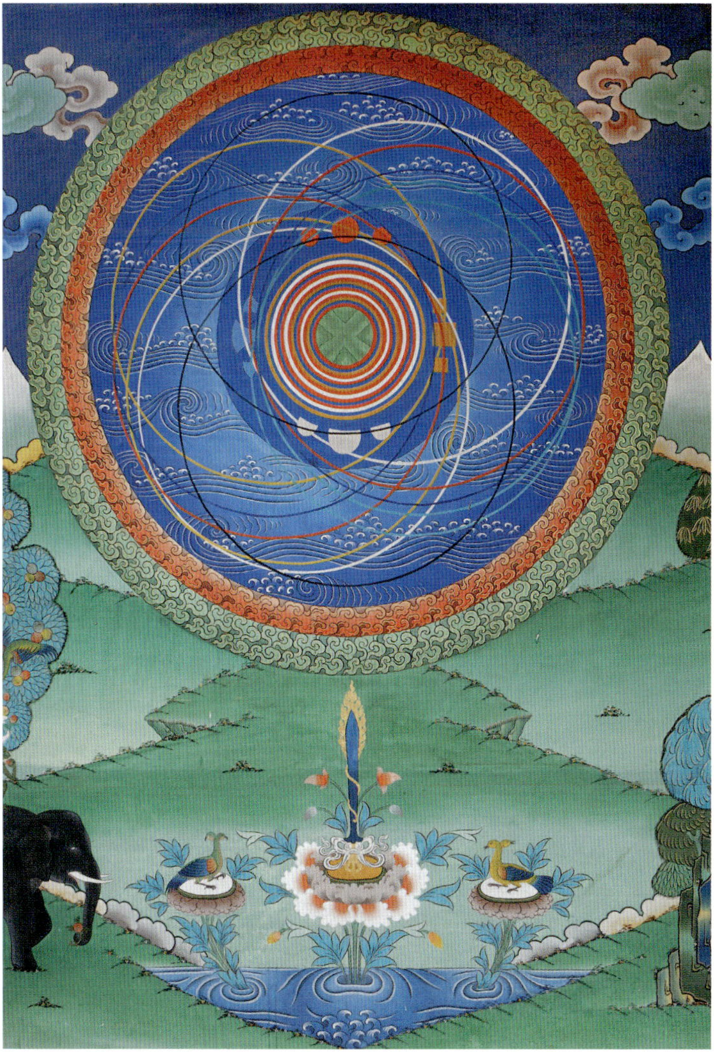

そしてさらに、私たちはより根源的な問題に近づくことになります。たとえば思考はどこから生まれてくるのか、あらゆる思考が消えていく先とはどんなところなのか、もし自分が思考と同化するのをやめたならそれを“私の”思考と呼べるだろうか、意識とは永久なのか、といった問題です。心にマインドフルネスを用いることで、私たちと思考との関係はこうした新たな段階へと入っていきます。その段階に至った時私たちは幸福を見出すとともに、今という瞬間を完全に生きる自由を手に入れることができるのです。

やってみましょう　p.106のエクササイズ11「マインドフルな心」を開いてください。まずエクササイズを一読し、ポイントをつかんだら指示にしたがって行いましょう。

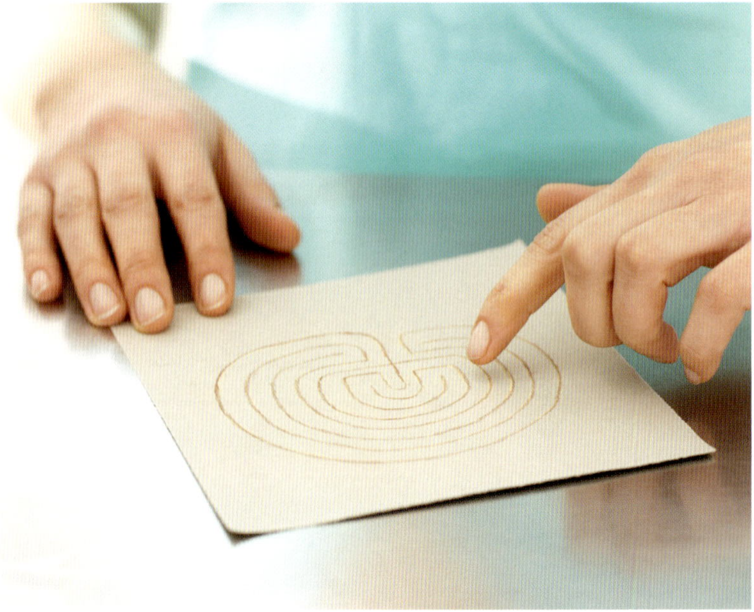

ものごとの本質に対する マインドフルネス

最後にあらゆる事象に対してマインドフルネスを実践します。あらゆる事象とは私たちの内と外で起こるすべてのことがらを指します。この瞑想で私たちは、人生で出会うあらゆる人や物、ことがらの真実とその働きについて学びます。

まず現実界に存在するさまざまなものへの執着心を探っていきます。ここで言う執着心には、自分にとって好ましいものに対する感情（好感）と好ましくないものに対する感情（嫌悪感）の両方が含まれます。好感を抱いた対象（恋人など）には自分のそばにいてほしいと思い、嫌悪感を抱いた対象（重篤な病気など）には自分から離れてほしいと思います。言い換えると私たちはつねに、自分の感情や経験を吟味しながらその正負を判別しているのです。

すべてがつながっている

しかしこれでは現実との衝突は免れません。なぜなら思考や経験に執着するのは、それらが各々独立した不変的でゆるぎない存在であることを前提としているからです。しかし現実にはあらゆるものが相互に依存し合っていてそれぞれを切り離すことはできません。だから否定的に見えたものがやがて肯定的な結果となったり、反対に否定的なものから肯定的な結果が生まれたりするのです。たとえばお葬式という負の場面で旧友と出会いやがて結婚することもあれば、夢だった海外旅行の旅先でスーツケースごと持ち物を紛失することだってあり得るのです。

また、執着する対象は本来流動的な存在なので、ここでも思考は現実と衝突します。繰り返しますがあらゆるものは本質的に永久ではありません。人間関係、財産、経験、何もかもが不変ではないのです。人や物に固執するのは私たちが幸せを自分の中にではなく他者や物質、自分を取り巻く状況の中に見出している時です。しかしあらゆることの本質にマインドフルになった時、本当の幸せとは自分の中にあるという真実をはっきり認識することになるのです。

やってみましょう　p.110のエクササイズ12「ものごとの本質」を開いてください。エクササイズを一読し、指示にしたがいましょう。

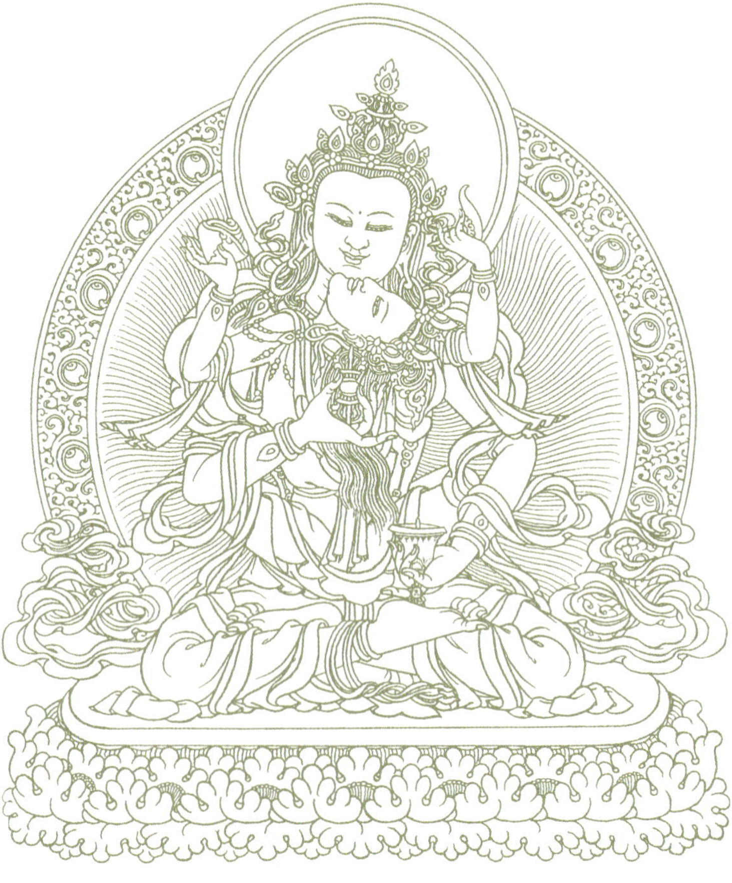

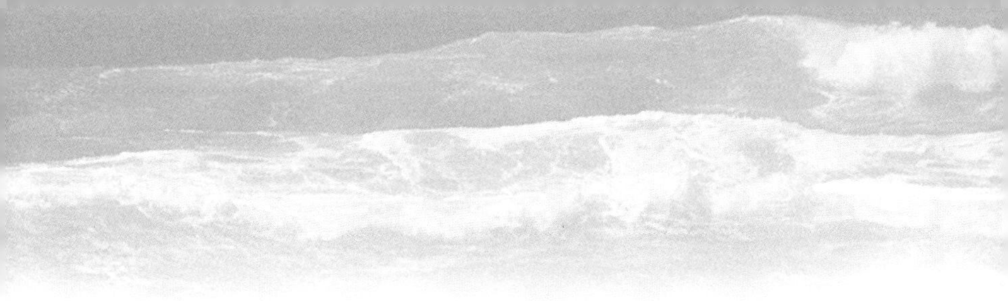

マインドフルネス・エクササイズ

これからご紹介するエクササイズでは、
身体·感情·心·あらゆる事象に意識を集中させて、
マインドフルの状態を経験します。マインドフルネスの実践は
あなたにとって目覚めの合図となるでしょう。

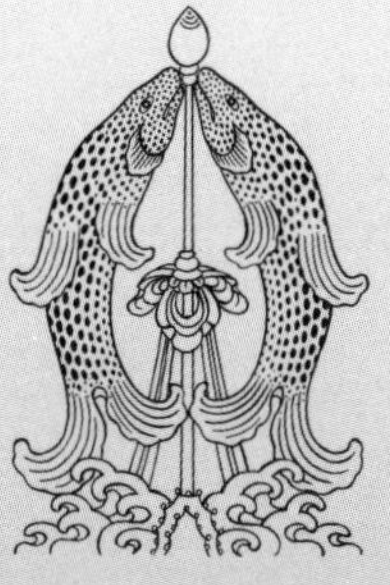

マインドフルな身体

このエクササイズでは視覚、聴覚、味覚、触覚といった身体感覚を観察することで、意識の集中を身体へと向かわせます。瞑想を始める前に、エクササイズで使う観察用の小物を準備してください。貝殻や葉っぱなど自然のものを選びましょう。また味覚を探るためビスケットなどの食物も必要です。

エクササイズ9　身体へのマインドフルネス瞑想

参照しましょう　p.19-28に挙げた座り方を参考にしてください。

こんなときに　心と身体に距離感がある時や身体に違和感がある時、あるいは新しい方法で身体の感覚を試してみたい時などに行います。

- **自分に合った座り方を** 選びましょう(p.42参照)。目は閉じるか少し開けた状態で身体の緊張を解き、数分間呼吸に意識を集中させて心を鎮めます。

- **呼吸への集中を移動させます。** 上唇をとおって、膝や首、臀部などの身体部位に生じている感覚に意識を集中させます。快・不快を頭で判断せず、生じている感覚に完全に意識を集中させましょう。あなたが感じるのは緊張ですか？　火照りですか？　痛みですか？　その感覚はつづきますか？　それとも変化しますか？　まったく別の思考が入ってきたらそっと意識を身体にもどしてください。

- **心の中立を保ったまま** 観察をつづけます。“私は苦痛を感じている”と考えながら不快な感覚を探るのはやめましょう。もし苦痛を感じたらそこに痛みがあるとだけ心にとめればいいのです。

- **あなたの集中を** より微細な感覚へ向けます。数分間鼓動に意識を集中させてください。次に心臓につながっている静脈と動脈に意識を広げ、そこを通う血液の流れを感じましょう。鼓動は遅くなりましたか?　速くなりましたか?

- **では次に全身を巡るエネルギーの** 流れに意識を集中させましょう。両腕、両脚、腹部から背骨を巡るエネルギーはどんなふうに流れているでしょうか。どんな感覚にも良し悪しをつけずに、観察者の立場を保ってください。ただそれらを感じるのです。

- **今度は意識の集中を五感に向けます。** 目を開けて、先ほど用意した瞑想用の小物に意識を集中させましょう。知覚を用いてその色形や模様、手触りを観察します。余計なことは考えずに、一つの物体として貝殻や葉を眺めるのです。

- **目を閉じて耳を傾けましょう。** ここでも聞こえてくる音が不快だとか心地いいとか考えずに、ただ音だけに耳を傾けてください。呼吸音と同じように、近くや遠くにある音に聞き耳を立てるのです。これを数分間つづけてください。

- **目を開けてビスケットを** かじります。しっかりかんでください。舌や歯の感覚、飲み込む時の喉の感覚に意識を集中させましょう。ビスケットに対する感情や先入観を持ち込んではいけません。もし何か思考が沸いてきてもやり過ごし、味覚に注意をもどしてください。

- **最後にもう1度** 数分間呼吸に意識を集中させて、エクササイズを終わりましょう。

身体へのマインドフルネス瞑想

質　問

身体と感覚へ意識を集中させたら、どんな変化が起こったか?

このエクササイズで、日常生活でも

自分の身体にマインドフルになることができたか?

日付 ________________　時間 ________________

日付 ________________　時間 ________________

日付 ________________ 時間 ________________

日付 ________________ 時間 ________________

心的態度や感情を観察する

このエクササイズでは、瞑想の対象として特定の人物や何かの状況を選びます。感情が心的態度から生まれてくる様子を探ることで、ある出来事と折り合いをつけたり人間関係の本質を深く理解できたりするでしょう。

エクササイズ10　心的態度や感情にマインドフルになる

CDをかけましょう　トラック1または6（CDなしでも可）

参照しましょう　p.19-28に挙げた座り方を参考にしてください。

こんなときに　特定の人物や状況について、自分が本当はどう感じているのか知りたい時などに行います。

- **自分に合った姿勢で座り**（p.42参照）、数分間呼吸に意識を集中させて心を鎮めます。
- **瞑想の対象として選んだ**人物や何かの状況のイメージを生き生きと心に描きましょう。できる限り細部も描き出してください。イメージを見つめているあいだは心を解き放ち、感情とともにどんな心的態度が現れるか眺めましょう。否定的なもの、肯定的なもの、どんなものでもすべて受け入れてください。

- **ここで自分にたずねてみます** 「この人やこの状況を私はいつもこんなふうに捉えていたのか?」 そのもととなっているのは何でしょう。何があったらあなたの心は変わるのでしょう。その人やその状況と再び遭遇することがないとしたらどうでしょう。自分の心的態度を探る時は、あらゆるものが変化するのだということを思い出してください。

- **次に数分間** 対象と距離を置き、心を鎮めます。

- **再びあなたの注意を** 対象に対する感情へと向けます。今は彼／彼女、その状況についてどう感じていますか? 喜びですか、悲しさですか、不安それとも怒りですか? いろいろな感情がない交ぜになっていますか? 観察者としてそうした感情をただ眺めてください。

- **喜びを感じていても** それに固執しないでください。いっぽう悲しさを感じていても無理やり遠ざけないでください。精神状態は移ろいやすく、さまざまな感情が沸いてきては消えていくことを思い出しましょう。どんな感情もつかの間のもの、永久ではないことを瞑想します。

- **瞑想中に悲しくなったら** あなたを幸福感で満たしてくれる人や状況について考えて、エクササイズを終わらせましょう。

心的態度や感情にマインドフルになる

質　問

心的態度や感情に意識を集中させたら、私にどんな変化が起こったか?
このエクササイズで、日常生活でも
自分の心的態度や感情にマインドフルになることができたか?
怒りがこみ上げてきても、“私は怒っている”と感じるのではなく
“怒り”そのものに目が向けられるようになったか?

日付 ＿＿＿＿＿＿＿＿　時間 ＿＿＿＿＿＿＿＿

日付 ＿＿＿＿＿＿＿＿　時間 ＿＿＿＿＿＿＿＿

日付 ＿＿＿＿＿＿＿＿＿＿ 時間 ＿＿＿＿＿＿＿＿

日付 ＿＿＿＿＿＿＿＿＿＿ 時間 ＿＿＿＿＿＿＿＿

心を観察する

ここでは身体や感情ではなく思考を観察します。思考があなたの意識をただよっていく際、ノートを取りながらその中身を探っていきます。自分を人類学者に見立ててください。あなたは人間とその信念体系および行動パターンを研究する学者なのです。

エクササイズ11　マインドフルな心

CDをかけましょう　トラック1または6（CDなしでも可）

参照しましょう　p.19-28に挙げた座り方を参考にしてください。

こんなときに　自分の思考パターンを知りたい時、生活を変えたい時などに行います

- **自分に合った姿勢で座り**（p.42参照）、しばらく呼吸を観察して心が鎮まるのを待ちましょう。

- **思考があなたの意識に** 現れては消えていくのをまず観察します。思考の正体を突き止めたり追いかけようとしたりしないで、その中身に注目してください。人類学者になったつもりで思考を遠くから眺め、その内容をノートに取ります。あなたは瞑想のこと、仕事や恋人のこと、テレビドラマのことなどを取りとめもなく考えているかもしれません。ただ書きとめましょう。

- **数分経ったら** 思考の中身に何かパターンがないか注意します。不安や怒りなど、繰り返し現れる背景感情はありませんか？　あなたの思考は特定の人や出来事にたどり着いていませんか？　あなたは今、予定されているパーティーや仕事のイベントなど未来の中にいるのでしょうか？　それとも今朝の出来事、幼少期の記憶の中にいるのでしょうか？　どんなことに気づいてもその善悪や正誤を考えないで、すべてを受け入れましょう。

- **思考に注目することで** 思考に対する認識が深まってきたでしょう。何の役にも立たない思考パターンを有益なものに変える今がチャンスです。絶えず将来のことを気にしているなら、不安に息を吹きかけて払ってしまいましょう。今この瞬間には何も怖れるものなどないのです。

- **最後に自分にたずねてください** 「思考はどこからやってきたのか?」　思考はあなたのものですか？　思考はどこから生まれどこへ消えたのでしょうか。思考は幸せの源でしょうか。そしてあなたの意識は不変で永久的なものでしょうか。大丈夫、こうした深遠な質問に答えが見出せなくてもいいのです。もっともふさわしいと思えるものや人に瞑想を奉げて、このエクササイズを終えましょう。

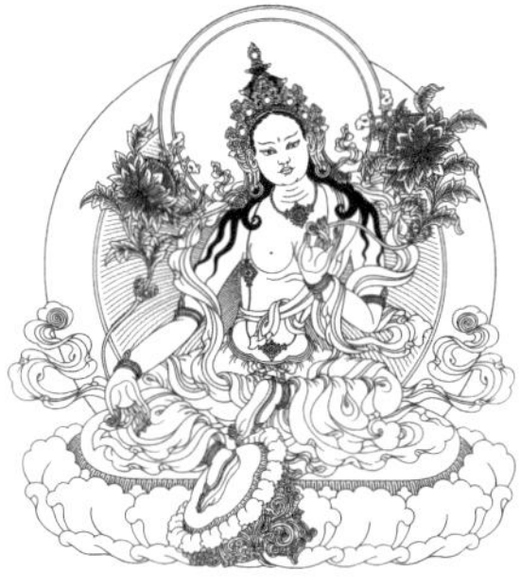

マインドフルな心

質　問

思考の中にどんなテーマが見つかったか?
どんな思考のパターンがあると感じたか?
神経症的な思考パターンや否定的な思考パターンに気づいた時、
私はそれを抑えようとしたか?

日付 ＿＿＿＿＿＿＿＿＿＿　時間 ＿＿＿＿＿＿＿＿＿＿

日付 ＿＿＿＿＿＿＿＿＿＿　時間 ＿＿＿＿＿＿＿＿＿＿

日付 ＿＿＿＿＿＿＿＿＿＿ 時間 ＿＿＿＿＿＿＿＿

日付 ＿＿＿＿＿＿＿＿＿＿ 時間 ＿＿＿＿＿＿＿＿

あらゆることについて考える

このエクササイズでは意識を集中させる対象として、あなたが所有する物の中で高価かつ精巧な品物を選びます。このエクササイズであなたは願望と幸福との密接なつながりを探ることになり、宇宙に存在するあらゆるものの無常について理解することになるでしょう。

エクササイズ12　ものごとの本質

CDをかけましょう　トラック1または6（CDなしでも可）

こんなときに　あなたが出会ってきた人や物、出来事などこれまでの経験を振り返ろうとする時に行います。

- **瞑想の対象を選ぶ** 心の準備をします。数分間呼吸に意識を集中させて心を鎮めましょう。
- **あなたの所有物の中で** 値が高くて精巧な物を一つ選んで下さい。たとえば車やパソコンです。その品物を心の中でできるだけ鮮明に描いてください。次にその品物がどうやって生まれてきたか考えましょう。まず開発者やデザイナーについて想像してください。次にその品物のパーツや部品を生産する多種多様な工場と、そこでこつこつ働く従業員を思い浮かべます。工場で作られたパーツや部品は別の工場に集められ、そこでまた多くの従業員たちの手によって一つに組み立てられていきます。さあいよいよ出荷です。トラックや船、電車に積まれ、あなたが買った場所までそれが運ばれてくる様子を視覚化します。店の販売員とのやりとりも想像しましょう。

- **次に再び瞑想の対象である品物を** 心の中で明確に描いてください。それは買った時とまったく同じ新品の状態ですか？　へこみや傷はありませんか？10年後はどんな状態になっているか想像してください。

- **それを買う前どれほど** わくわくしていたか思い出しましょう。手に入れた時はどれくらい興奮しましたか？　その時の喜びや興奮はまだ残っていますか？そうした気持ちが消えてしまったのはいつ頃ですか？

- **あらゆるものが個々に分離した存在ではなく** 相互に依存し合っているという現実、そしてあらゆるものが永久ではないこと、流動的だということ、物であれ人であれ経験であれ、自分の外にあるものすべてが永遠の幸せを運ぶわけではないという現実を見つめましょう。エクササイズを終える時は、数分間呼吸に意識を集中させてください。

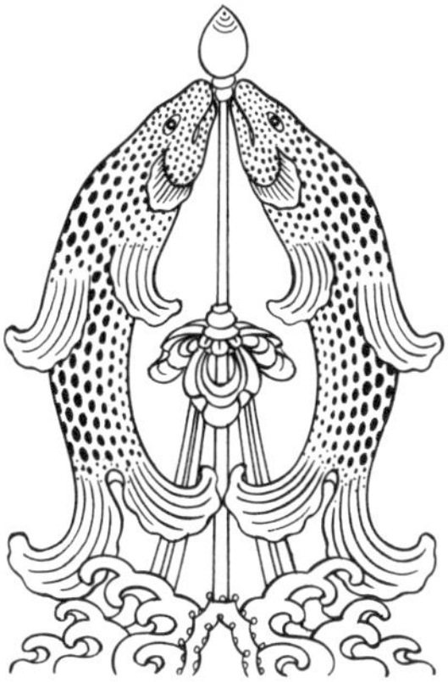

ものごとの本質

質　問

このエクササイズによって、
物や人、経験に対する私の認識はどう変化したか?

日付 ＿＿＿＿＿＿＿＿＿＿ 時間 ＿＿＿＿＿＿＿＿＿＿

日付 ＿＿＿＿＿＿＿＿＿＿ 時間 ＿＿＿＿＿＿＿＿＿＿

音《サウンド》を用いる瞑想

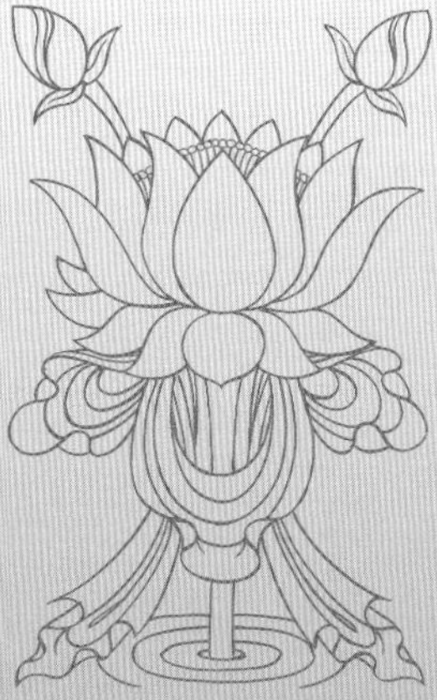

音は脳にどう影響するか

1950年代から2001年の死に至るまで40年以上にわたって、フランス人医師アルフレッド・トマティスはその生涯を聴覚神経生理学の研究に奉げました。彼はグレゴリオ聖歌がベネディクト修道僧の脳と身体に及ぼす影響を研究したのですが、その結果、聖歌の中の自然発生的な音調や長母音、リズミカルな呼吸が修道僧たちの心身に大きな影響を与えていることを発見したのでした。この時彼は、何千年ものあいだ瞑想で用いられてきたマントラの詠唱が身体面、感情面できわめて高い効果を発揮するという事実を確信したのです。

トマティス博士は聴覚を、脳に影響を及ぼす主要な感覚器官として捉えました。彼の発明品“電子耳”は耳の機能を改善させるため、モーツァルトの音楽やグレゴリオ聖歌、音声に含まれる高周波音を強調する装置です。世界に広がるトマティスメソッドのセンターでは現在でも、多動性障害、慢性疲労、失読症、幼少期のトラウマやうつ病などを改善させるため、彼の技術が用いられています。

治療としてのリスニング

音楽療法の権威ドン・キャンベルによると、グレゴリオ聖歌を聴くだけでも呼吸と感情に大きな変化がもたらされると言います。またフィレンツェ大学のピエトロ・モデスティ博士は2008年の研究において、1日30分間クラシック音楽から民族音楽に至るまで、自分の気分や感情に合った曲を聴きながら呼吸法のエクササイズを行うと聴き手の血圧が下がることを発見しました。

いっぽう動物にも音楽療が用いられています。1990年代初頭から、イスラエルやスペインなどヨーロッパ各地の酪農家たちは搾乳時に雌牛にモーツァルトを聴かせているのですが、以前と比べ牛の気質やミルクの産出量に劇的な変化が見られました。モーツァルトを聴かない牛より聴いた牛たちは高脂質・高たんぱくのミルクを1日に1ℓから5ℓ多く産出したのでした。

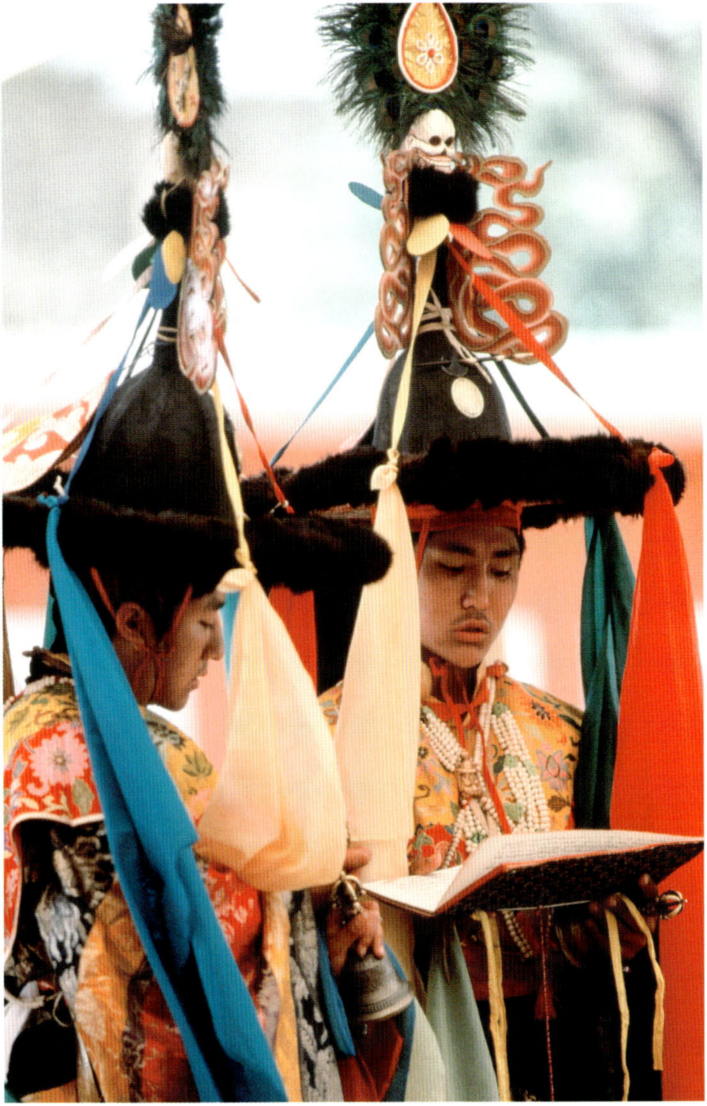

マントラによる瞑想

宇宙は音から誕生し、私たちが発する音は人間の本質であるとさまざまな起源神話で説かれています。『新約聖書』では聖ヨハネが私たちにこう告げます「初めに言葉があり、言葉は神と共にあった。言葉は神であった。」ヒンドゥー教の聖典『ヴェーダ』では音はこの世に現れた最初の現象であり、あらゆるものが音をとおして生まれたと記されています。したがって私たちが音を聴いたり発したりする時は、あらゆる創造物の本質に触れていることになるのです。

マントラとは何か

世界でもっとも有名なマントラはヒンドゥー教および仏教に由来するマントラです。これらのマントラは1音節以上のサンスクリット語から成り、特定の女神を讃えていて、瞑想や他の修行とあわせて唱えられることがあります。“マントラmantra”という言葉そのものは“心”を表す“manas”と“守ること”や“解き放つこと”を表す“trai”という二つのサンスクリット語からできています。したがってマントラとは日常的な心の動き(p.50-53参照)から私たちを解放し保護するためのものと言えるでしょう。

サンスクリット語のマントラの音には特殊なエネルギーの波動があり、それを唱えることで霊的な成長がもたらされます。マントラの起源が古代にさかのぼり、その力が強大であることはよく知られるところですが、波動は唱える者の強固な意志と一体となり相乗効果を生むのです。熟練した瞑想家は修行の一環としてマントラを唱えますが、心をこめてマントラを唱えることで、私たちの心にも必ず平和がおとずれるでしょう。

チベット仏教で非常に有名なマントラ「オム・マニ・ペメ・フム」は、慈悲の菩薩であるアヴァローキテーシュヴァラ(観音菩薩)のマントラです。ダライ・ラマは観音菩薩の生まれ変わりとされているため、このマントラはチベットの人々に尊ばれています。チベットやネパールでは

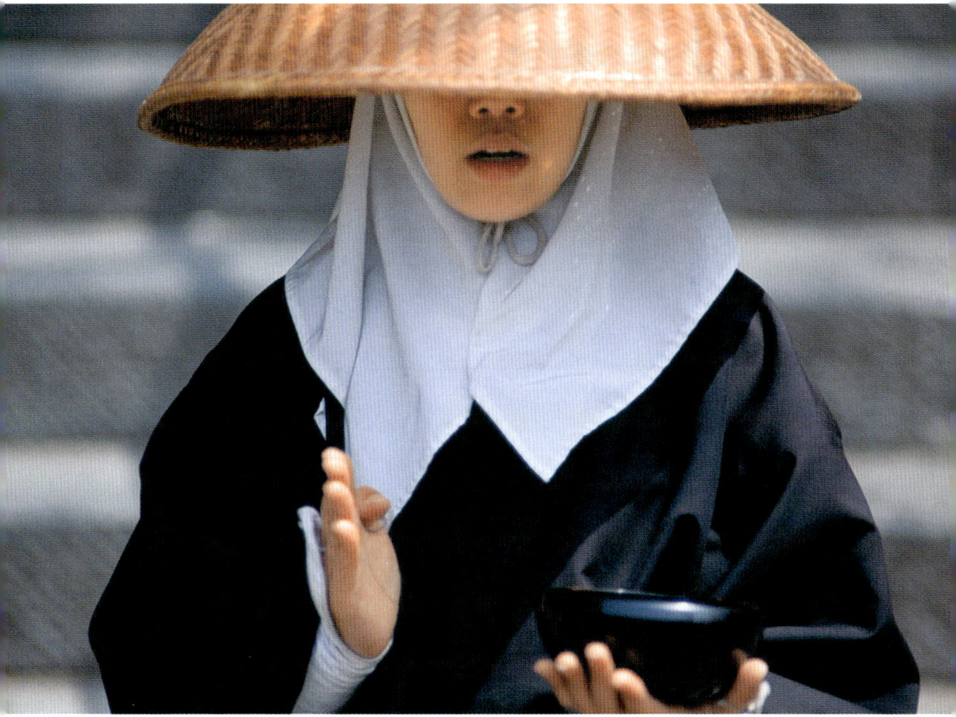

「マニ」と略され、道沿いの岩や寺院の入り口など至るところに刻まれています。また、マニ車（訳注・チベット仏教徒が用いる円筒形の宗教用具。経文やマントラが巻かれている）にも用いられていて、車が回るとマントラの持つエネルギーが宇宙に向かって放たれます。

マントラは何を意味するのか？

マントラの持つ本当の意味とはそれを唱える者にもたらされる経験の中にあり、その経験とは時間や時代とともに深まっていくものです。何世紀にもわたってマントラを唱えつづけている国の人々や民族は、個々が得た経験を次の世代へと伝えています。こうして何千年もの時を重ね、マントラは膨大なエネルギーを蓄えていったのです。

「オム・マニ・ペメ・フム」は“おお！蓮華の宝珠よ”とよく訳されますが、オムはこの言葉自体がきわめて強力なマントラで、宇宙のあらゆる音の総和であると言われています。また、マニ・ペメは“蓮の中の宝石”と訳され、悟りの二つの側面である知恵と慈悲を表し、フムは人それぞれにそなわった無限の可能性を表しています。このようにマントラは1語1語わけることもできますが、部分的に捉えるより全体として捉える方が意味が深く、ブッダのあらゆる教えにつうじていると思われます。このマントラを1文として唱える時、私たちは自分の中の知恵と慈悲を統合させて、日常の心から純粋で愛に満ちたブッダの心に変化していくことができるのです。

どれくらい唱えたらいいのか?

マントラを唱える数は108回が理想的だと言われています。108という数字はインドでは何千年も前から神聖な数とみなされているのですが、おそらくそれは古代の天文計算に基づいていると思われます。たとえば太陽と月から地球までの平均距離は、実際のところ、各々の直径の約108倍であることがわかっています。

やってみましょう　p.130のエクササイズ13「マントラによる瞑想」を開き、CDトラック5を聴きましょう。どちらもマントラ、オム・マニ・ペメ・フムの唱え方に関するものです。p.119のアヴァローキテーシュヴァラ（観音菩薩）の絵をよく見てからエクササイズを一読し、その指示にしたがいましょう。

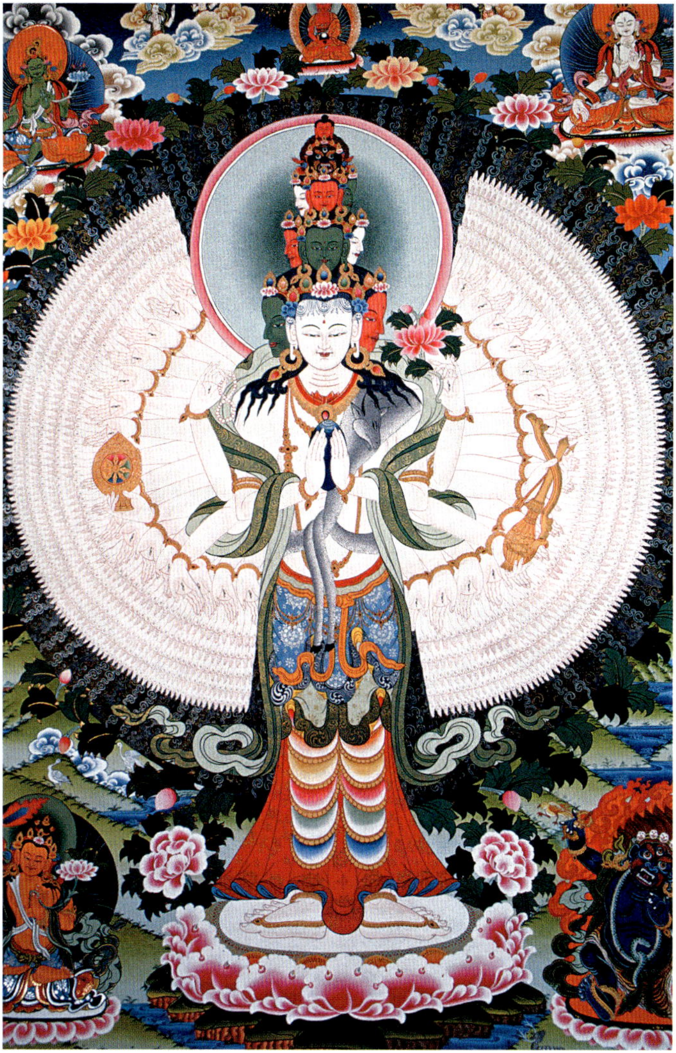

詠唱による瞑想

詠唱とはある言葉や音を発すること、また節をつけてそれらを歌うことを意味します。これらの言葉や音には、先ほどのオムのようなシンプルな聖音からグレゴリオ聖歌のような複雑なものまで幅広くあります。なお詠唱は多くの宗教で霊的修養の一方法として位置づけられています。

霊的成長のための詠唱

神の名や聖典の1節を繰り返し唱えることは霊的成長に欠かせないものとされてきました。イスラム教では、神の名を唱える儀式ジクルやコーランの1節を何度も唱える修行法がその代表的な例と言えます。神の名を唱える時は数珠の球を送りながら唱えた回数をかぞえることがあります。またユダヤ教ではシナゴーグというユダヤ教の礼拝堂でチャザニムと呼ばれる一種の執事が、何世紀にもわたって受け継がれた荘厳かつ神聖な賛美歌とともに祈祷を指揮し、信徒たちを高次の霊的レベルに導きます。カトリック教会の礼拝では神の言葉とされるラテン語が用いられるのですが、その音は神への畏敬の念を深め、聴く者を世俗的な日常から救い出し、神の心に近づけるとされています。

詠唱の形態は文化によって異なりますが、チベット仏教の詠唱法であるのど歌はきわめて特徴的です。この詠唱法では深くて重層的な声の響きが生み出されます。低音は高周波音より遠くまでとおり、そのことを知る自然界の象や鯨は遠くにいる仲間と交信するため低音を用いています。いっぽうこの詠唱法を習得するためチベット仏教僧は、原音となる低音部の声とその倍音を同時に出す訓練を行います。つまり彼らは和音で詠唱するのです。のど歌は中央アジアでよく見られ、とくにトゥバ共和国では自然界の魂と交わるための手段として盛んに用いられています。その他にもカナダのイヌイットやアメリカでのど歌は広まっています。

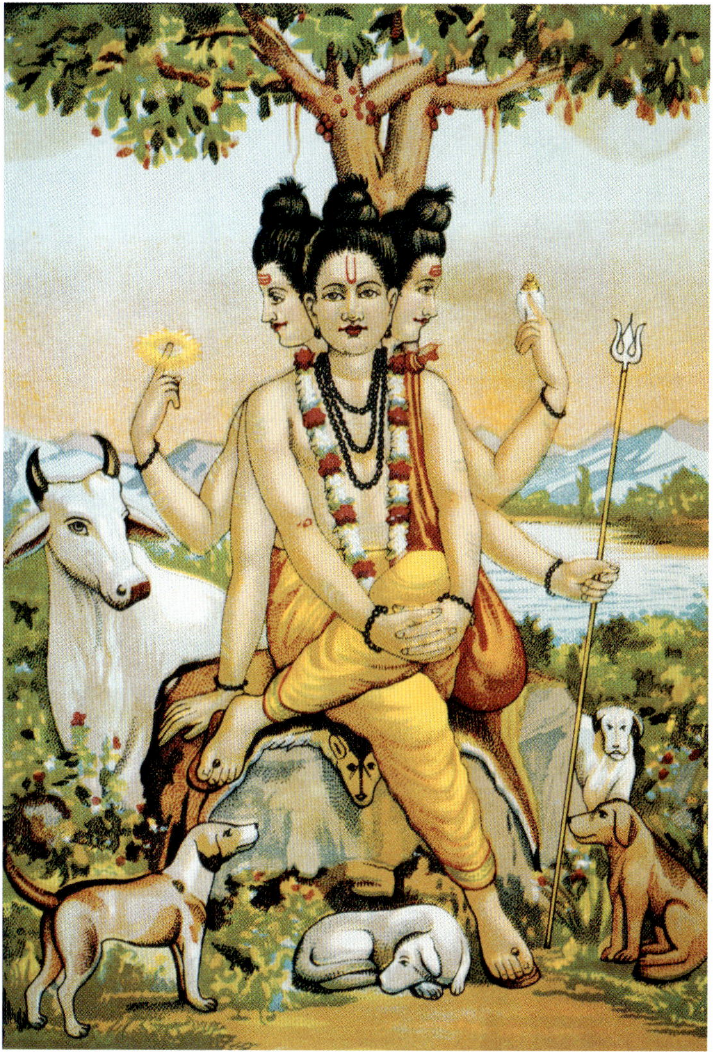

マントラ、オム「OM」

「A」「U」「M」三つの音で発音されるサンスクリット語のオムは、ヒンドゥー教や仏教ではすべての音が生まれる源初の音とされています。確かにオムは創造神ブラフマーや宇宙の森羅万象を象徴する、もっとも神聖なサンスクリット語のシンボルと言えるでしょう。用いられ方はキリスト教におけるアーメンとよく似ていて、チベット仏教のマントラはつねにこの言葉で始まります。ヒンドゥー教の宇宙論を網羅するとされるオムはあまりに深遠な意味を持つため、説明には奥義書1冊が必要とされるほどです。なお「A」「U」「M」それぞれの音に関しては、「A」は創造および創造神ブラフマーを表し、「U」は保存や神の存続を司るヴィシュヌを、「M」は破壊および破壊と再生の神シヴァを表します。梵字で描いたオムの曲線には人間の心や意識の変容状態が包含されていて、上部の曲線には無意識や睡眠状態、中間の曲線部には夢幻状態、下部の曲線には意識的状態や覚醒状態がそれぞれ表されています。なお半円形は妄想あるいは自己実現をはばむものを指し、点は瞑想によってもたらされる至福の状態を意味します。

強力な波動

オムの音はプラーナであり生命力そのものだとみなされており、唱えた時に生じる効果には限り知れないものがあります。たとえば雑念や日常の不安を取りのぞき豊かで安定した精神へと私たちを導きますし、ヒーリング効果にも優れているため、私たちに生きる活力やエネルギーを与えてくれます。また瞑想中に限らずいつでも唱えられるところがオムの持つ大きな魅力です。歩きながらでも子どもをあやしながらでも、何かに疲れたり飽きたりした時など好きな時に行って、日常生活の一部にすることができるのです。

やってみましょう　p.134のエクササイズ14「オムを唱える」を行います。エクササイズを一読しポイントをつかんだら指示にしたがいましょう。

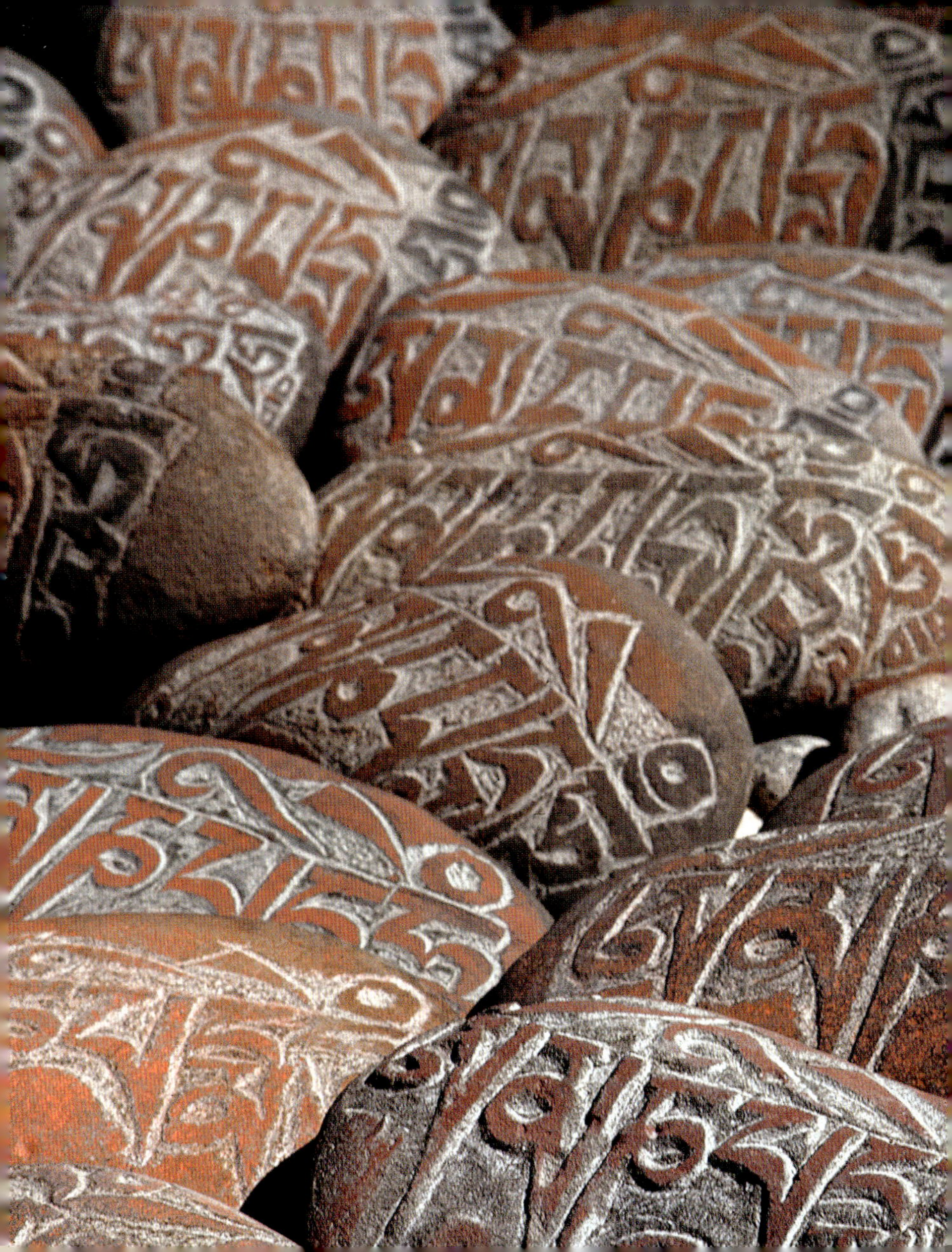

音楽を用いる瞑想

音楽はおそらく人類最古の芸術の一つと言えるでしょう。私たちの祖先が棒で丸太を叩いてリズムを取ったり、手作りの笛で音階を奏でたりしている姿は容易に想像できます。原始時代のサバンナに響く人の声も聞こえてきますし、たき火を囲んで皆で声を合わせる様子も目に浮かんできます。あなた自身すでに立派なミュージシャンで、音楽の素晴らしさをよくご存知なのではないでしょうか。

音楽とはつねに瞬間的に生み出されては消えていく存在です。目に見えない音波として空気中に響きわたり、本質的に永続しない生きものなのです。録音することはできますが、ある時生まれたある音をまったく同じかたちで再現することはできませんし、録音したものを聴いたとしてもその時々で私たちの感じ方も異なります。したがって私たちは同じ音楽を二度と同じかたちで体験することはできないのです。

音楽とは波動であり、私たちの身体や心そして宇宙の波動と同期し調和します。時に音楽は神秘的で、日常の世界を超えた何かを彷彿とさせます。また音楽はたとえつかの間であっても私たちをいつもとはちがう自分へといざないます。インスピレーションや今を大事にする意識的な生き方へとつうじる、一種の見えない扉と言えるでしょう。

未知の音

異文化の音楽や耳慣れない音楽は瞑想に非常に適しています。世界中のさまざまな種類の音楽はあなたに新しいリズムやハーモニー、メロディーを教えてくれます。アフリカの太鼓やインドのシタール、スペインのギター、日本の尺八などの音色に耳を傾けてみてください。音楽に集中して瞑想する時は、身体と心、自分のすべてを耳にしてしまいましょう。そしてあらゆる思考を解き放ち、音符の動きに意識を集中させるのです。これまで聴いたことのない新鮮な旋律や和音、楽器の音にも身体と心をすっかりゆだねてしまいましょう。

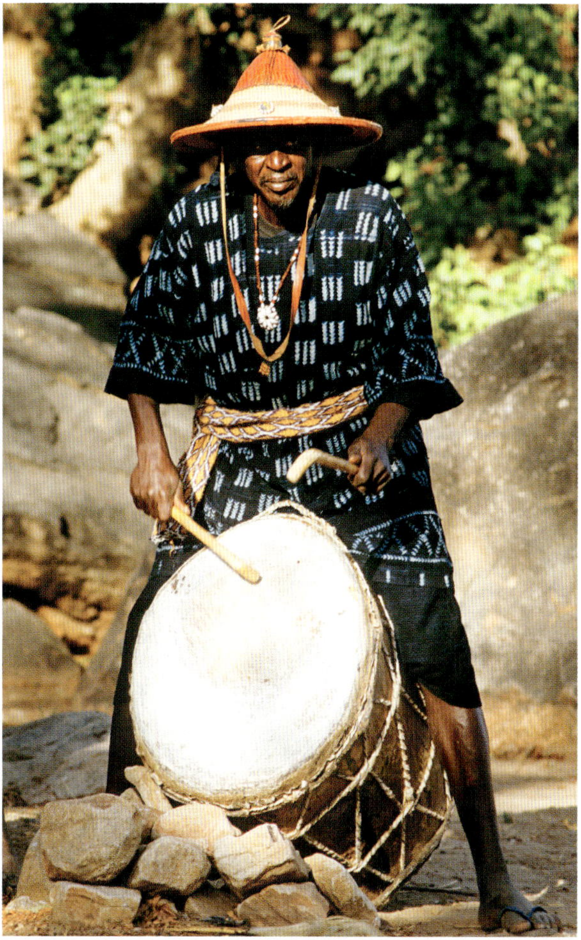

やってみましょう　p.138のエクササイズ15「音楽と行う瞑想」を開き、ポイントをつかんだら指示にしがって瞑想を始めましょう。

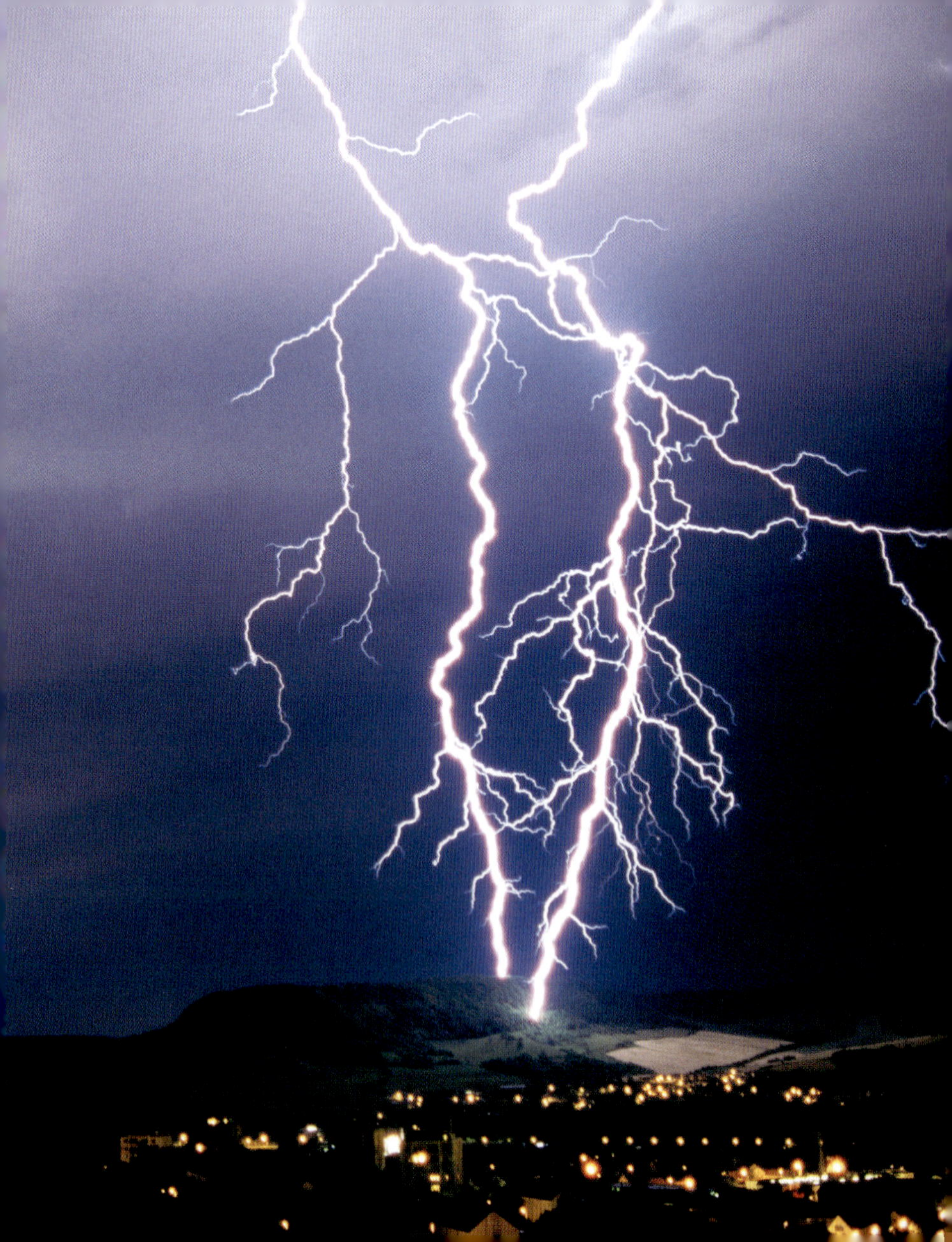

自然界の音と行う瞑想

自然の音を耳にする機会は実は無限にあるのです。都会の真ん中にいてもその気になれば、鳥や虫たちの声、羽音、雨や風、雷、葉のざわめきが聞こえてきます。こうした自然界の音に集中して瞑想するとふだんは気づかない外の世界の一側面と触れ合って、生きとし生けるものとつながることができます。そしてこの体験をとおして私たちは刺激や感動、謙虚な心、癒しを得ることができるのです。

自然界の音の中でも海の音はもっとも感動的なものの一つです。海は生命を象徴し、波はまるで呼吸のようにリズミカルに寄せては返すを繰り返します。潮の流れと月の満ち欠けにも密接な関係があります。海は広大で地球に占める割合は膨大なのに、あまりに深遠なためその全容はいまだに解明しつくされていません。私たちの意識や霊的潜在能力も海と同じで無限の可能性を秘めています。私たちは瞑想をとおしてその深さを知ることができるのです。

無限

海はチベット仏教徒が好んで用いるメタファーで、その霊的指導者の尊称であるダライ・ラマは“智慧の海”を意味しています。その他にもインドの偉大な指導者マハトマ・ガンジーは、理想を実現させるためには自分自身が“生命の大海”と一体になることが必要だと述べています。瞑想の対象として海の音を用いることで私たちは、自分の心が持つ無限の可能性に目覚めることができますし、狭いものの考え方から抜け出すことができるでしょう。地球上の海洋の実に99パーセントがいまだに未知だと言われます。だからこそ海はあなた自身の魂や心、無意識といった未知の要素の象徴なのです。海音に集中していると不安や怖れのない世界へ、そして表面的な世界から内奥の世界へと導かれます。可能性を開花させる力を秘めた自分自身にきっとあなたは気づくはずです。

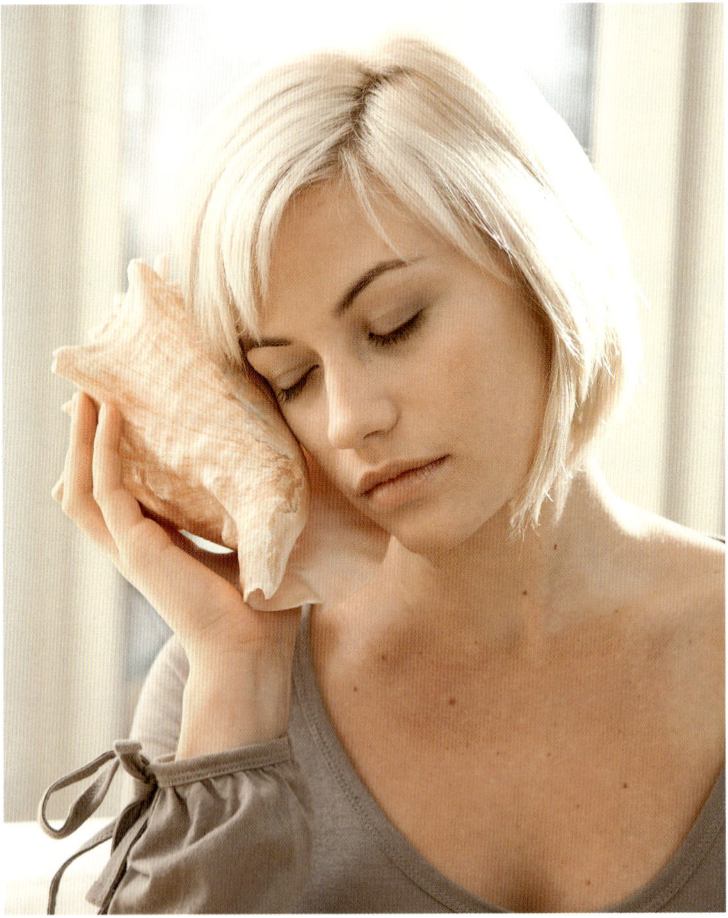

やってみましょう　p.142のエクササイズ16「海の音と行う瞑想」を開き、CDトラック6の準備をします。CDプレーヤーをそばに置き、くつろいだ状態でいてください。エクササイズを一読しポイントをつかんだら指示にしたがって始めましょう。

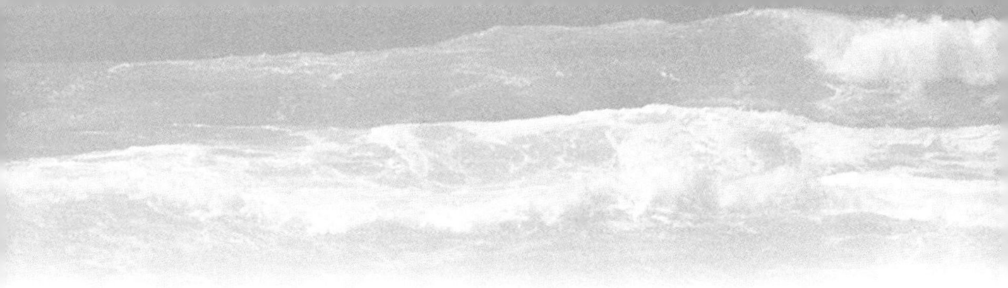

サウンド瞑想
エクササイズ

瞑想家たちは声や音の持つ力を認識し、
何千年にもわたって瞑想に用いてきました。
次にご紹介するエクササイズは、音の持つ癒しの力と
意識の変革を促す力をあなたに与えてくれるでしょう。
瞑想にぜひ取り入れてください。

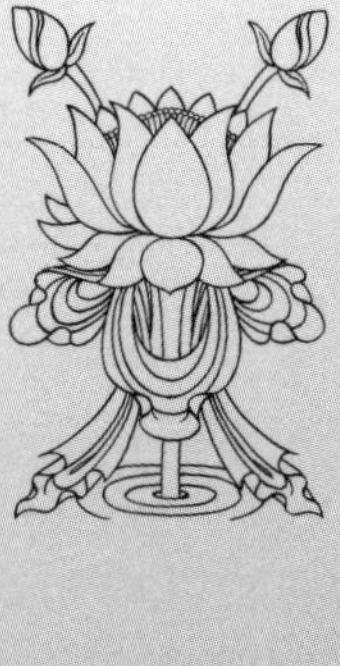

マントラを用いた瞑想

　このエクササイズは古くからあるマントラとそれが持つ力をあなたにご紹介するものです。唱える前にCDをよく聴いて、耳慣れないサンスクリット語の響きになじんでおきましょう。また絶対に必要というわけではありませんが、唱えた数をかぞえるため数珠を用意するといいでしょう。

エクササイズ13　マントラによる瞑想

CDをかけましょう　トラック5

参照しましょう　p.19-28に挙げた座り方を参照してください。また、p.119のアヴァローキテーシュヴァラ(観音菩薩)の絵を参考にします。

こんなときに　自分自身そして宇宙が持つ知恵と慈悲のエネルギーとつながりたいと感じた時、また自分の中のこうした要素を伸ばしたいと感じた時に行います。

- **瞑想のための姿勢**を選び(p.42参照)、この瞑想を行うための心の準備を整えます。「私は知恵と慈悲を豊かにする」そう心に誓いましょう。次に数分間呼吸に意識を集中させます。

- **CDのトラック5をかけ**まずマントラ「オム・マニ・ペメ・フム」を聴きましょう。次に蓮の花の上で脚を組む慈悲の菩薩、アヴァローキテーシュヴァラを視覚化します。p.119のイメージ画を見てください。この観音画ではアヴァローキテーシュヴァラは身体が純白、多数の腕を持っています。それらのうち前面の二つの手で合掌し、両手の間に宝石をはさんでいます。さらにもう二つの手で、瞑想の象徴である水晶の数珠と霊性を表す蓮の花を持っています。

- **アヴァローキテーシュヴァラを心に描きながら** マントラを1度大きな声で唱えましょう。2度目は少し優しく、3度目はやや唇を動かす程度に唱えます。指を折ったり数珠の球を送ったりして回数をかぞえ、最低108回はマントラを唱えてください。

- **マントラを唱える時に** それが意味する「おお！ 蓮華の宝珠よ」について考えます。この言葉には悟りの二つの要素“知恵と慈悲”とともに、この二つの統合が表されています。本来、知恵と慈悲をあわせ持つあなた自身、自分の中でそれらを統合させることができるのです。このマントラには、人間としてのあなたの無限の可能性が表現されているのです。

- **瞑想を終える時がきたら** 詠唱をやめ、このエクササイズをあなた自身の霊的成長のために奉げましょう。

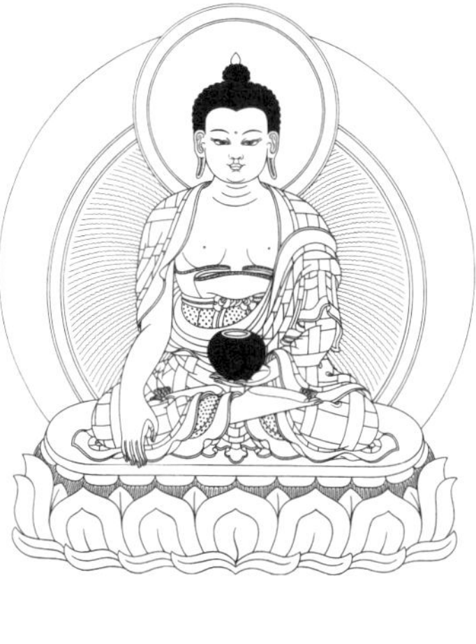

マントラによる瞑想

質　問

アヴァローキテーシュヴァラの視覚化とマントラの詠唱は、
私の身体にどんな影響を与えたか?
こうした視覚化とマントラは私の心にどんな影響を与えたか?

日付 ＿＿＿＿＿＿＿＿ 時間 ＿＿＿＿＿＿＿＿

日付 ＿＿＿＿＿＿＿＿ 時間 ＿＿＿＿＿＿＿＿

日付　　時間

日付　　時間

オム詠唱による瞑想

このマントラを唱える時は、聖音「オム」には宇宙のあらゆる音が凝縮されていることを思い出してください。だからこそこの音を発することで、あなたは宇宙の万物とつながることができるのです。オムを唱えながら、エネルギーが心と身体に満ちてきて新しい自分になるのを感じましょう。何千年にもわたって無数の人々がこのマントラを口ずさんできたのです。

エクササイズ14　オムを唱える

CDをかけましょう　トラック1または6(CDなしでも可)

参照しましょう　p.19-28に挙げた座り方を参考にしてください。

こんなときに　ストレスを感じた時やエネルギーが低下したと感じた時に「オム」を唱えます。人の目が気になる場合や他からの干渉や介入を避けたい場合は、1人になれる場所で唱えましょう。

- **まず落ち着ける場所を** 探します。場所が見つかったら瞑想の姿勢を取り(p.42参照)、数回深く腹式呼吸を行います。心が鎮まり身体がリラックスするまで2、3分間呼吸に意識を集中させましょう。
- **ゆっくり息を吸い込んだら** 吐き出す時に1回オムと唱えます。心と身体の調子が整ったら、息を吐き出すたびにオムを唱えましょう。

- **今度はオムを「ア」「オ」「ム」の三つにわけて** 唱えます。息を吐く時に「アー」、静けさと平和の気持ちを表しながら「オー」、そして唇を閉じてマントラを終える時に「ムー」と唱えましょう。数分間マントラの音そのものと、身体が感じ取った音の響きだけに意識を集中させてください。

- **次はオムを** ゆっくり、長く、低く唱えます。喉の奥の方から声を出して、オムの響きと身体の各部を共鳴させるのです。ここで“第三の目”と呼ばれる眉間の中心に意識を集中させて、四方に広がる澄んだ光と宇宙意識があなたの中で振動するのを感じましょう。この振動に身体のあらゆる部分の波長を合わせてみましょう。

- **オムを108回唱えます。** かぞえ終えたら静かに座って呼吸に意識を集中させます。最後に、あなたがふさわしいと思うものに感謝を奉げてエクササイズを終えましょう。

オムを唱える

質　問

オムを唱えることで私の身体にどんな変化が生じたか?
オムを唱えることで私の心にどんな変化が生じたか?
どんな感情が沸いてきたか?

日付 ＿＿＿＿＿＿＿＿＿＿ 時間 ＿＿＿＿＿＿＿＿＿＿

日付 ＿＿＿＿＿＿＿＿＿＿ 時間 ＿＿＿＿＿＿＿＿＿＿

日付 ＿＿＿＿＿＿＿＿ 時間 ＿＿＿＿＿＿＿＿

日付 ＿＿＿＿＿＿＿＿ 時間 ＿＿＿＿＿＿＿＿

音楽を用いた瞑想

このエクササイズを行うため、自分にとってなじみのない音楽を何か選んでおきましょう。どんなジャンルでもかまいませんが、歌詞に気を取られないよう器楽曲（インストゥルメンタル）か外国語の歌や聖歌、マントラを選んでください。クラシックがお好みならもちろんそれでけっこうです。しかしその場合も、これまで聴いたことのない曲を選んでください。

エクササイズ15　音楽と行う瞑想

参照しましょう　p.19-28に挙げた座り方を参考にしてください。

こんなときに　音楽の形式や構造に関する理解を深めるため、また、自分が波動に満ちた宇宙の一部であるという感覚を培うため、音楽を用いて瞑想します。

- **自分に合った姿勢（p.42参照）で座るか**あお向けになって横になります。手のとどく場所にCDプレーヤーを置いてください。3回深く腹式呼吸を行ったら、リラックスできたと感じるまで数分間呼吸に意識を集中させましょう。心と身体の準備が整ったら、この瞑想を行う意図を自分の中で明らかにします。

- **あなたが選んだ音楽をかけましょう。** 目を閉じてください。音楽など1度も聴いたことのない異星人になったつもりでCDに耳を傾けます。音だけに意識を集中させ、音符の動きや楽器が奏でる音階に耳を澄ませてください。もし何かの思考が邪魔してきたら呼吸法の時と同じくあわてずに、音に意識をもどします。音楽はあなたの呼吸にどう影響しているでしょうか?

- **何曲でも好きなだけ** 聴いてください。ただし瞑想状態を保つことは忘れずに。

- **エクササイズを終える** 時は数分間呼吸に意識を集中させて、準備を整えます。最後にこの瞑想をふさわしいと思える何かに奉げましょう。

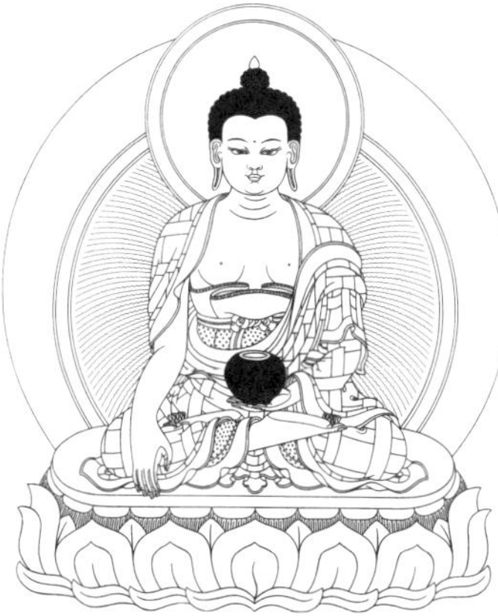

音楽と行う瞑想

質　問

このエクササイズは音に対する私の認識にどんな影響を与えたか?
このエクササイズで音楽に関する理解の仕方はどう変化したか?

日付 ＿＿＿＿＿＿＿＿＿＿＿＿＿＿ 時間 ＿＿＿＿＿＿＿＿＿＿＿＿＿＿

日付 ＿＿＿＿＿＿＿＿＿＿＿＿＿＿ 時間 ＿＿＿＿＿＿＿＿＿＿＿＿＿＿

日付 ______ 時間 ______

日付 ______ 時間 ______

海の音を用いた瞑想

この瞑想は、あなたの視覚化力と海の音が持つリラクセーションおよび浄化作用を結びつけるものです。ここで用いるCDのトラック6は他の瞑想でも利用できますし、不眠症の緩和にも役立つでしょう。心を鎮め身体を休めるためにお使いください。

エクササイズ16　海の音と行う瞑想

CDをかけましょう　トラック6

参照しましょう　p.19-28に挙げた座り方を参考にしてください。

こんなときに　ストレスを軽減させたい時、窮地や閉塞感に陥っている時、インスピレーションを得たい時、病気を癒したい時などに行います。

- **自分に合った姿勢（p.42参照）で座るか** あお向けになって横になります。手のとどく場所にCDプレーヤーを置いてください。2、3回深呼吸したら、ふつうの呼吸にもどします。心が鎮まり集中力が高まるまで数分間、呼吸に意識を集中させます。身体のどこかに緊張がないか探り、見つけた時はそこに息を吹き込んで緊張を解きほぐしましょう。

- **自分が今、海にいるところを視覚化します。** 誰もいない砂浜で海を見わたしている自分を想像しましょう。海の表面は青色や灰色、緑、白色などさまざまな色で輝いています。あなたは今そんな海を目の前にしているのです。砂の感触、塩気を含んだ空気を味わいましょう。空には雲が浮かび、陽射しは心地よく気温も快適です。さあ準備が整ったら、CDのトラック6をかけて海の音に耳を傾けましょう。

- **海の気分にひたりながら** 海の音に注意を向けます。海の音を浴びて、心の中に潜んでいる悩みや不安をすべて洗い流してしまいましょう。海の音にあらゆる病、身体の不調もすっかり癒してもらうのです。海があなたと同じリズムで呼吸するのがわかりますか？　あなたが呼吸するたび、波も岸に向かって寄せては返しているでしょう。

- **あなたの意識と霊的な可能性は** 海と同じくらい膨大です。瞑想をとおしてその奥深さ、無限さに気づいてください。

- **CDの海の音が終わったら** 瞑想を終えましょう。つづけたい場合はもう1度聴いてください。

海の音と行う瞑想

質　問

海の音による瞑想で私は何を感じたか？

海の音による瞑想で、新たな洞察が得られたか？

日付　　　　　　　　時間

日付　　　　　　　　時間

視覚化を用いた瞑想

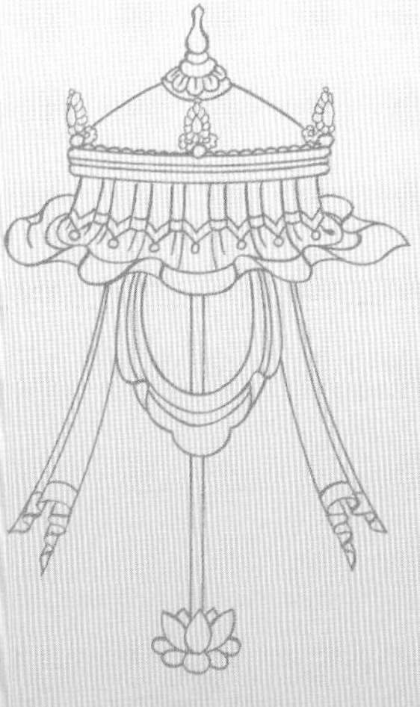

視覚化法は脳にどう影響するか

何千年にもわたりさまざまな種類の瞑想法で、イメージや視覚化は重要な役目を果たしてきました。自力で映像を生み出す脳と視覚を合体させるこの方法は、霊的覚醒を促すための非常にすぐれた手段と言えます。そのためヒンドゥー教徒や仏教徒をはじめとする多くの霊的修行者が、瞑想で視覚化法を幅広く活用しています。ブッダやキリストの絵、ヒンドゥー教のヤントラや仏教のマンダラ、キリスト教のゴシック大聖堂のバラ窓に内在する心的イメージは、祈りや瞑想を補助するための材料として、現在も多くの人々に用いられているのです。

なぜ効果的なのか

心的イメージや視覚化によって瞑想や霊的成長がなぜ、そしてどのように深まるかについては科学的な根拠があります。それにはそれぞれ異なる機能を持つ左脳と右脳の働きが関係します。左脳は連続的・直線的な情報を司る器官ですが右脳は空間的情報や創造を司る器官です。たとえば1000語の言葉で与えられた情報を系統的に処理するのが左脳で、その情報を絵に描いて表現する際、すすんでその処理にあたるのが右脳です。イメージとはあるものを象徴し膨大な量の情報を含んでいます。ゴシック大聖堂のバラ窓などは瞑想の対象としての役割をになうほか、それが持つ色や象徴性をとおして礼拝者にキリストの神秘性を伝えています。こうした心的イメージに右脳が反応し、そこに内在する大量の情報を読み取っているのです。

ある行動を視覚化する際、人はそれを実行に移している時と同じ脳内部位に刺激を送ります。たとえば左足を上げたところを視覚化すると、実際に左足を上げた時に活性化する脳内部位と同じ部位に刺激が送られるのです。ですから自分が慈悲深いブッダになった姿を視覚化すると、思いやりといった感情を司る脳の部位がより活性化されるわけです。

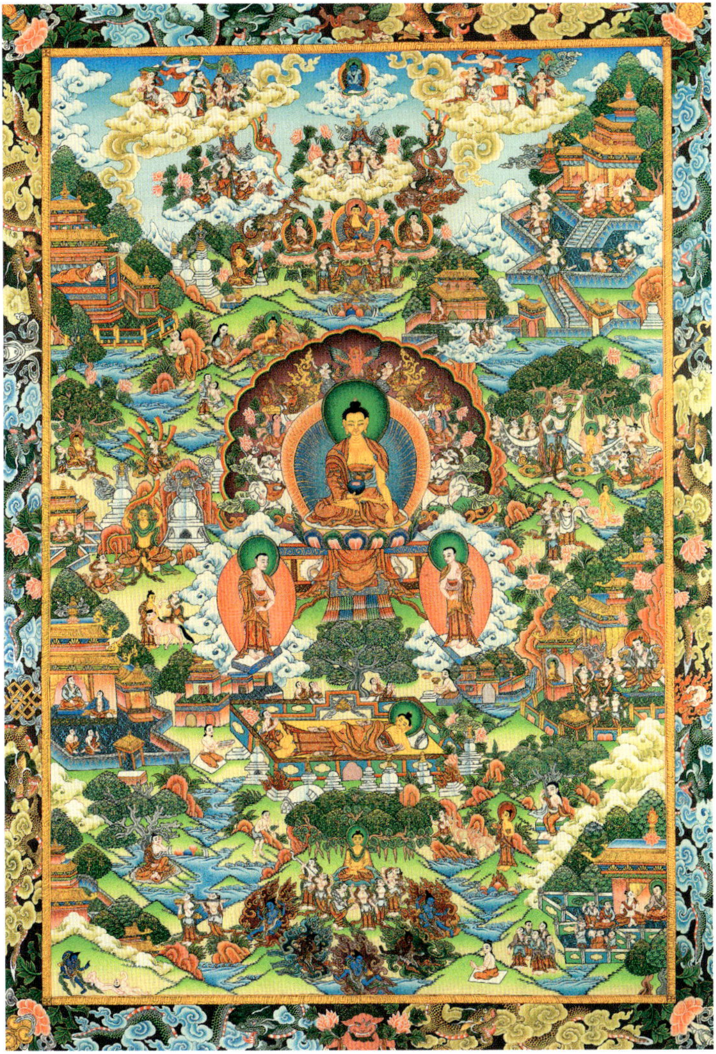

ヤントラと瞑想

ヤントラとはヒンドゥー教の密教的伝統で、瞑想の補助として用いられる絵や図形のことを言います。ヤントラは宇宙の真理や霊的真理を見出すための古代からある技法の一部で、マントラ（p.116-117参照）同様、サンスクリット語に由来する名称からその作用について知ることができます。本来ヤントラという言葉は何かを制御するための機器や道具を意味しますが、そこには、心身の歪みや乱れを整えるといった行為、また、世俗から解放されるための方法といった意味もこめられています。つまりヤントラの模様には、私たちが日常から離れて宇宙意識や悟りへ向かう過程が描かれているのです。

マンダラと同じくヤントラも平面的なものですが、私たちが生きる三次元世界を表すとともに、ヒンドゥー教の持つ多次元的な世界観を表しています。と同時にその複雑な幾何学的模様は瞑想者と多次元宇宙のオーラの流れを象徴していて、いわばエネルギーの出力図と言えるでしょう。たとえば上向きの三角形は男性・活力・シヴァ神（宇宙の男性原理の象徴）を表し、下向きの三角形は女性・創造・内省・女神シャクティ（女性原理の象徴）を表しています。こうした図形に目を凝らしていると見る側は深遠な内奥の旅へといざなわれ、ヒンドゥー宇宙と一体化していくのです。

ヤントラ瞑想の力学

ヤントラはたいてい特定の女神が持つエネルギーと関連しています。そのためヤントラに集中すると瞑想者はしばしばヤントラと女神を同時に視覚化し、女神の像を心に描くようになります。その後瞑想者はヤントラの外縁部に集中し始め、しだいにその中心へと意識が向かっていきます。幾何学模様の持つ対称性の働きで、瞑想者の意識は円を描きながらヤントラの中心点「ビンドゥ」へと引き寄せられていくのです。

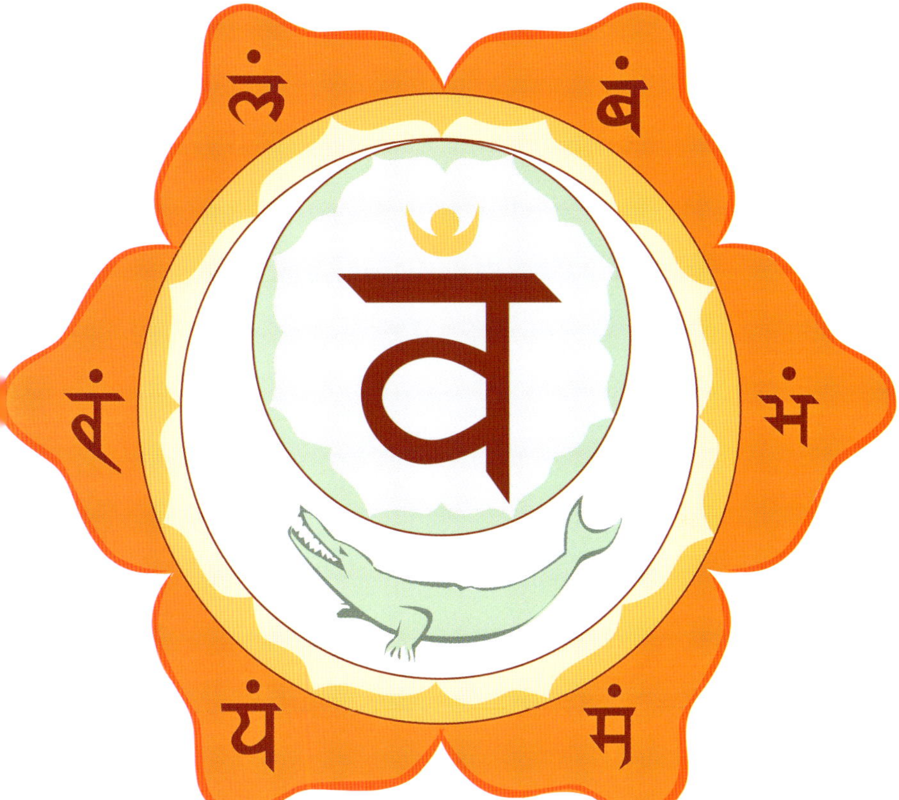
वं
बं
भं
मं
यं
लं

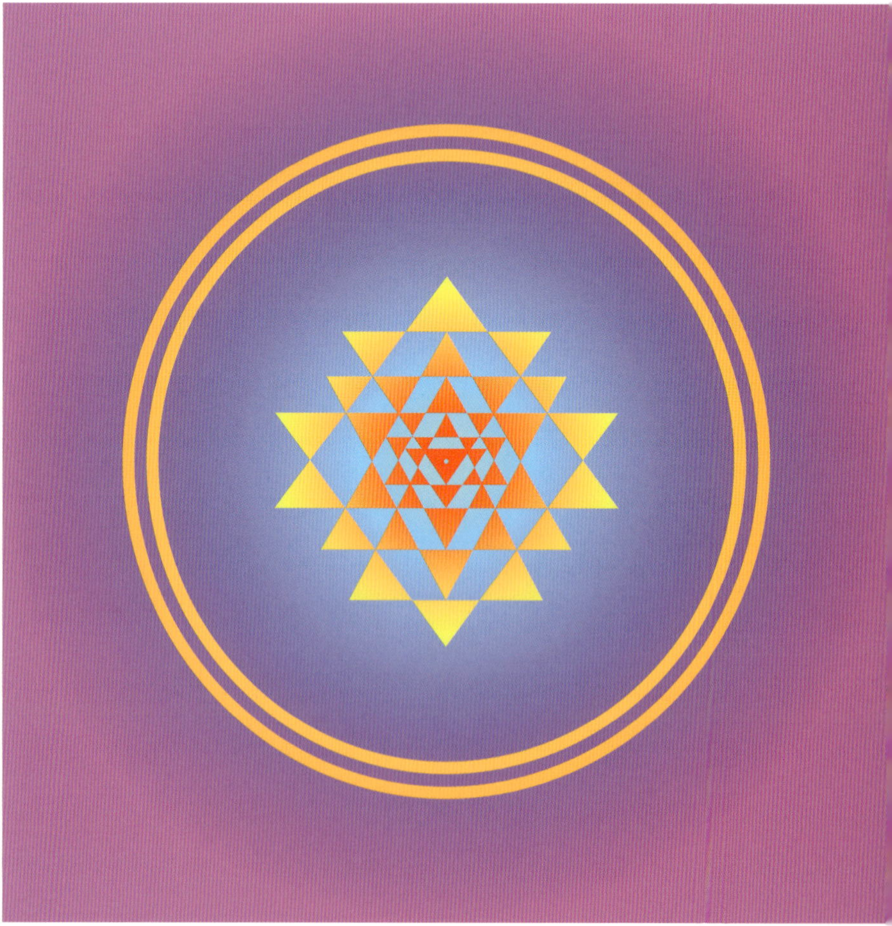

ヤントラが包含するシンボルには私たちの否定的な心のパターン、また、解脱のため修正が必要な行動および生活態度が示されています。ヤントラ瞑想では瞑想者の意識が上昇するにつれ、瞑想の対象がマクロからミクロの世界へ移っていきます。意識が頂点に達し瞑想者がヤントラの中心に至った時女神が消え、その心はビンドゥと同化して、自分の第三の目と一体化します。つまり最終的に瞑想者とヤントラの持つシンボルが合体することになるのです。図柄上ではヤントラの外縁から中心までほんの数センチしか離れていないのですが、精神的な距離は莫大で、その教えを極めるには一生かかると言っていいでしょう。

シュリヤントラ瞑想

もっとも強力なヤントラの一つとされるシュリヤントラを概略すると、"扉"が4箇所ついた寺院を表す四角の中に蓮の花弁を示す二つの輪、その輪で囲まれた三角形による幾何学模様、それら三角形の真ん中にある中心点ビンドゥから成り立ちます。中央の幾何学模様はビンドゥを中心に、男性エネルギーを持つ五つの上を向いた三角形と女性エネルギーを持つ四つの下を向いた三角形が重ね合わされてできています。さらにその内部は43個の三角形に細分化され拡張します。シュリヤントラではこれら三角形のつながりの中に、神のエネルギーや男女のエネルギーの結合およびその相互作用が表現されているのです。

やってみましょう　前頁のヤントラを拡大コピーし、p.162のエクササイズ17「シュリヤントラを用いた瞑想」を開きます。なおヤントラを用いた瞑想には複雑なものからシンプルなものまでさまざまあります。

自信がないときには　難し過ぎると感じた場合は、もう少しシンプルなヤントラを選びましょう。

マンダラと瞑想

マンダラは実に多くのものを象徴しています。まず自然界のシンボルとして、マンダラには自然の持つ対称性が映し出されています。植物や動物、鉱物、電子の軌道、細胞など自然界のあらゆるものがマンダラ同様対称的な環状構造を持っています。また時間のシンボルとしてマンダラには月日の流れや季節の廻りといった時の周期、過去・現在・未来といった時の矢が表されています。さらに文化のシンボルとしてのマンダラには共同体の輪といったものが表現されています。人間は輪の中心からの温もりや支援、保護を求め、その外縁部に追いやられることを恐れるものです。また、人間の全体性《ホールネス》あるいは幸福のシンボルとしてのマンダラには個々が行う精神的な統合が表されています。私たちは自分の中の否定的な側面と肯定的な側面を結合させ、自意識によって個を確立しているのです。

マンダラの宇宙

宇宙がどのようにして生まれたか、私たちにはわからないままかもしれませんが、人間はこれまでずっと根源というものを表現する際、円の中心に点を描いてきました。ヒンドゥー教ではこの点をビンドゥと呼び、この聖なる点からあらゆるものが生じたとしています。また古代ギリシャ人は世界の中心を「オムファロス（へそ）」という名で呼びました。チベット仏教では瞑想の際に神をマンダラの中央に置き、瞑想者は日々の皮相の世界を離れ、マンダラの宇宙に包まれた神の姿へと自己を変容させていきます。それは霊的成長を推し進める、一種の神聖なロールプレイと言えるでしょう。今日でも現代物理学のビッグバン理論では、宇宙は原初原子の爆発から生まれ今も膨張しつづけているとされています。人の手によるものであれ自然のものであれすべてのマンダラには、源となる原初のある一点から宇宙が誕生し、膨らんでいったことが映し出されているのです。

このように宇宙のシンボルとしてのマントラには、生命に関する大きなテーマへと

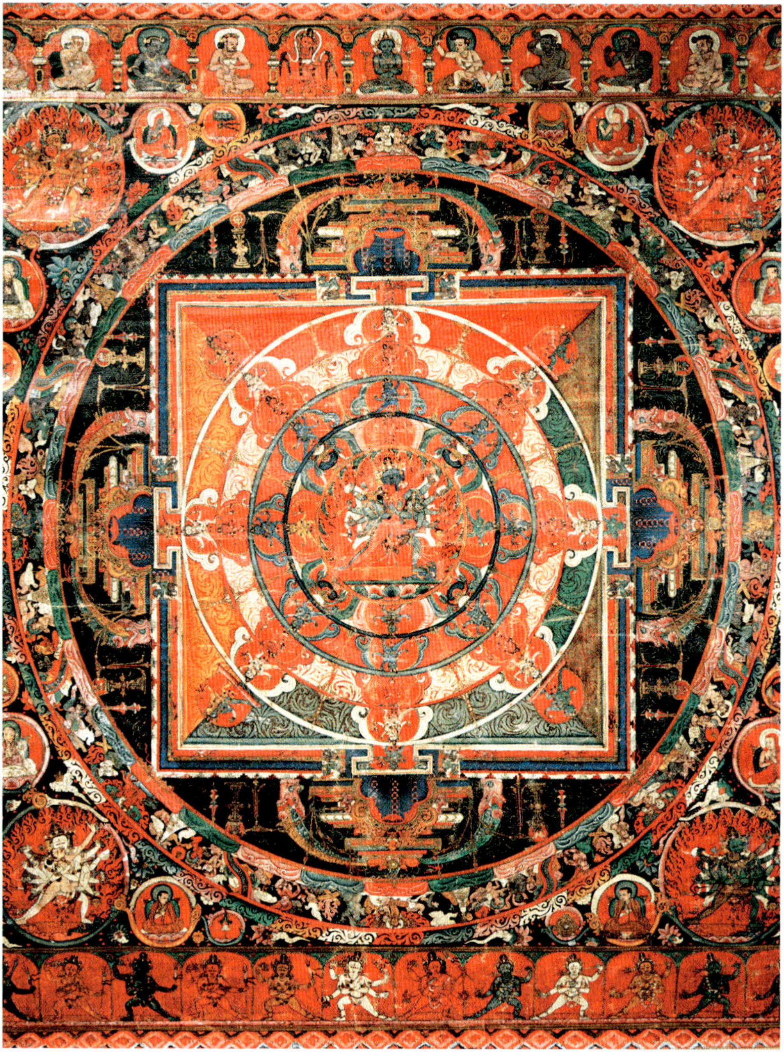

私たちを導く力があります。マンダラに意識を集中させる時私たちは、自分自身の問題とともに宇宙の神秘に関する疑問へと導かれていくのです。たとえば、

- 私たちはどこから来たのか、そしてどこへ向うのか?
- 宇宙に始まりはあったのか、そして終わりはあるのか?
- 宇宙の中心とはどこなのか、そしてそれは一つなのか?

マンダラの瞑想はこうした疑問を私たちに投げかけます。

霊性への旅

さらに日々の暮らしにおける神の存在を示しているのがマンダラです。数学者によると円の中心点は無次元だとされます。こうした中心点の持つ本質がマンダラ内の限られた空間に表されているのです。このように一つのシンボルとしてマンダラは、私たちのささやかな日常生活の中心には無限の宇宙があることを表現しているのです。

マンダラの持つこうした本質に近づくことで、あなたは現実世界の聖なる側面を理解し始め、マンダラの中心から日常生活へともどる時、俗世と聖域を同時に認識できるようになるでしょう。それはあなたとあなたの周囲にあるあらゆるものが本質的に“一つ”になるからです。そしてこれこそが般若心経における“衆生の仏性”であり、聖書における“神の国はあなたの内にある”という思想なのです。

やってみましょう　次頁のマンダラ図を拡大コピーし、p.166のエクササイズ18「マンダラ瞑想法」の指示にしたがいましょう。

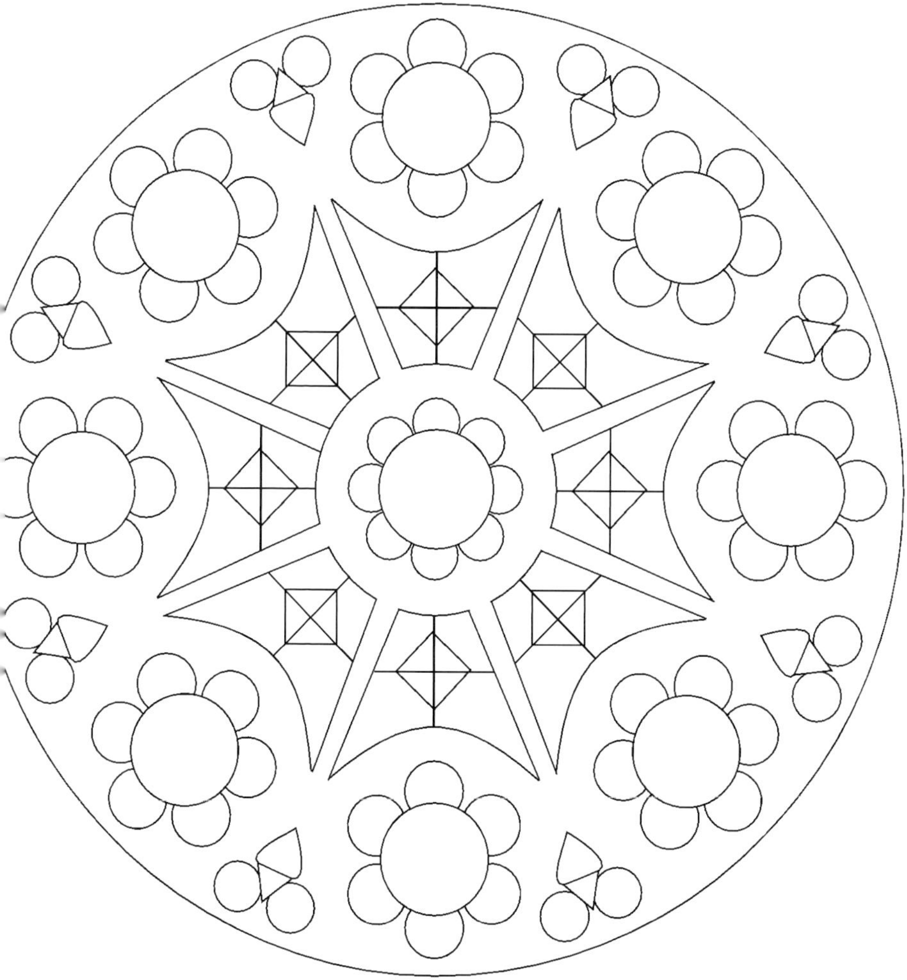

視覚化法を用いる

視覚化は多くの瞑想法で用いられる、意識変革のための非常にすぐれた技法です。言葉や文字からでは得られない深い霊的感覚を、私たちは視覚化をとおして味わうことができるのです。教義や知恵の言葉を聞くだけでなくそれらを視覚化することにより、教えの内容を心の中で実践することができるからです。想像力に満ちたこの実践法は自己変容のためのきわめて効果的な手法と言えます。

私たちは視覚化をとおしてなりたい自分といったものを思い描くことができますし、高次の力が与えてくれる愛や慈悲を感じ取ることができます。また視覚化により私たちは身体機能を司る脳の部位に刺激を送ることもできるのです。たとえばアスリートは視覚化を用いて身体を休め、自分の走る姿や試合に勝利した姿を視覚化して脳を活性化させています。さらに視覚化は健康面でもその効果を発揮します。肉体や身体の組織、細胞を癒すよう脳にメッセージを送ったり、心の目で自分が完全な状態になったところ、癒されたところ、宇宙の愛を受け取るところを見つめたりすることで、治癒を加速させられるのです。また視覚化を用いることで苦悩や強迫観念、依存に終わりを告げ、前向きで実り豊かな人生へ自分を導いていくこともできるのです。

虚空を視覚化する

視覚化による瞑想は青く澄んだ大空を想像するところから始めましょう。雲一つない晴れた大空、日の光がきらきら輝く無限の空をイメージしましょう。そうすることで心が無になり瞑想状態に入っていけます。何も邪魔するものはありません。悩みや不安、怒りを解き放ち身も心もリラックスさせてください。明るく澄んだ平和な空を視覚化していると、あなたの心も同じ状態になっていきます。空には大いなる自由があります。そんな空を眺めていると、あなたの心も本当は広大で自由、静かで平和なことが思い出されてくるでしょう。

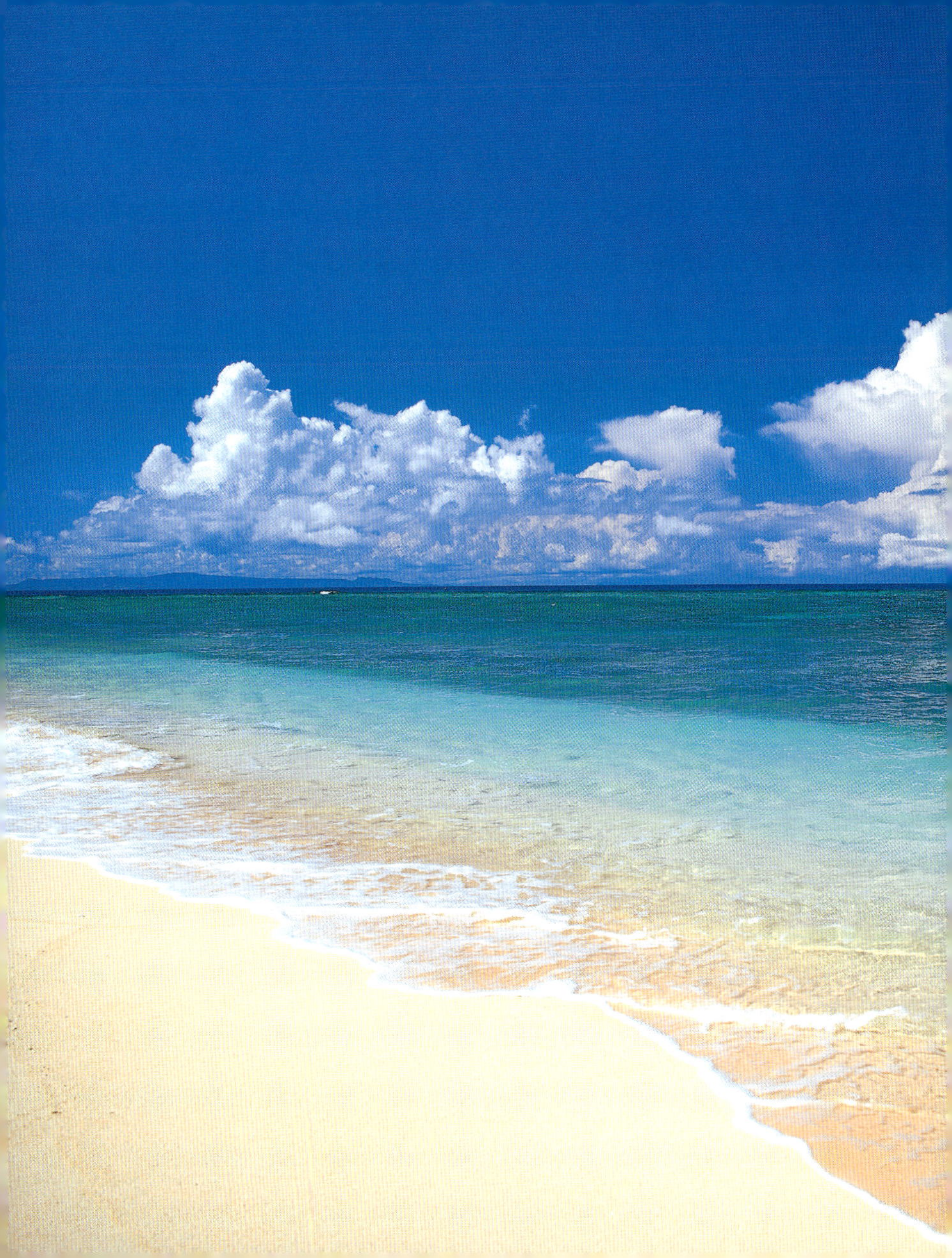

あらゆるものが無常だということも青空は思い出させてくれます。どんなものもどんなことも変化し、変容し、成長していくのです。そしてそれは私たちも同じです。自分の思考や態度を意識的に方向転換させることで、私たちは変化の波にのって前進し、なりたい自分に変わっていくことができるのです。何の制約もない青空に、癒しのヴィジョンと直感的なひらめきを描き出していきましょう。

視覚化と感情

マインドフルネス瞑想（p.82-96 参照）を学んだ際私たちは、感情が自分の好き嫌いによってどう左右されるか、また感情が自分自身および他者に苦痛や苦悩をもたらしかねないことを知りました。とは言え感情は人間性の一部です。私たちは感情を持った生き物であり、肯定的な感情は私たちの人生を豊かにし他者とのコミュニケーションを助けてくれます。そしてまた感情のあり方しだいで実は私たちの視覚化能力も増大するのです。次に挙げるエクササイズを行って肯定的な感情を呼び覚ましましょう。ブッダを瞑想の対象として用いますが、あなたが仏教徒である必要はありません。

やってみましょう　p.170のエクササイズ19「ブッダを視覚化する」を開き、CDのトラック8をかけてガイドの声にしたがいましょう。

自然を観察する

自然を見つめながら瞑想することで、私たちは自分という存在の根源とつながり直すことができます。大昔私たちの祖先は生きるため自然を観察して多くの時間を過ごすいっぽう、鋭い観察力を駆使して洞窟の壁画に動物を描きました。こうした壁画には動物への愛情や賞賛のほか、動物が人間の生存のためになう役割への敬意や感謝が表現されています。

自然界の微妙な色や感触、動き、形態に対する観察眼が、古代の人々の生死をわけていました。実際には大した脅威ではなくなったのに現代でも、人はヘビに対して異常なほど恐怖心を抱きます。これは、人間の脳の原始的な部分がかつてこうした生物を見て恐れおののくようになったことの名残と言えます。

視覚をとおして自然とつながることで、室内にばかりいて見過ごしてきた自然の美を再認識することもできます。玉虫色に光る青苔や透け出た葉脈を間近で眺めたり、木肌のひび割れを調べたりしていると、私たちは喜びや驚きを感じてきます。テレビやパソコンの画面から視線を自然に転じると心が揺さぶられ、まるで数十年ぶりに我が家にもどってきたような感覚を覚えるのです。

ゆっくりと

自然を深く理解するには時間が必要ですが、自然観察を瞑想の一部にすることで自然に対する理解は非常に速く進みます。自分の意識や注意を自然へ集中させるため散歩には１人で出かけ、感受性を高め心に余裕を持たせましょう。やがてあなたは周囲にあるあらゆるものを自分の気づきの中に取り込めるようになるでしょう。呼吸瞑想と同じように、自分が何か別のことを考えているとわかったら、あなたの注意をゆっくり自然の世界へもどしてください。

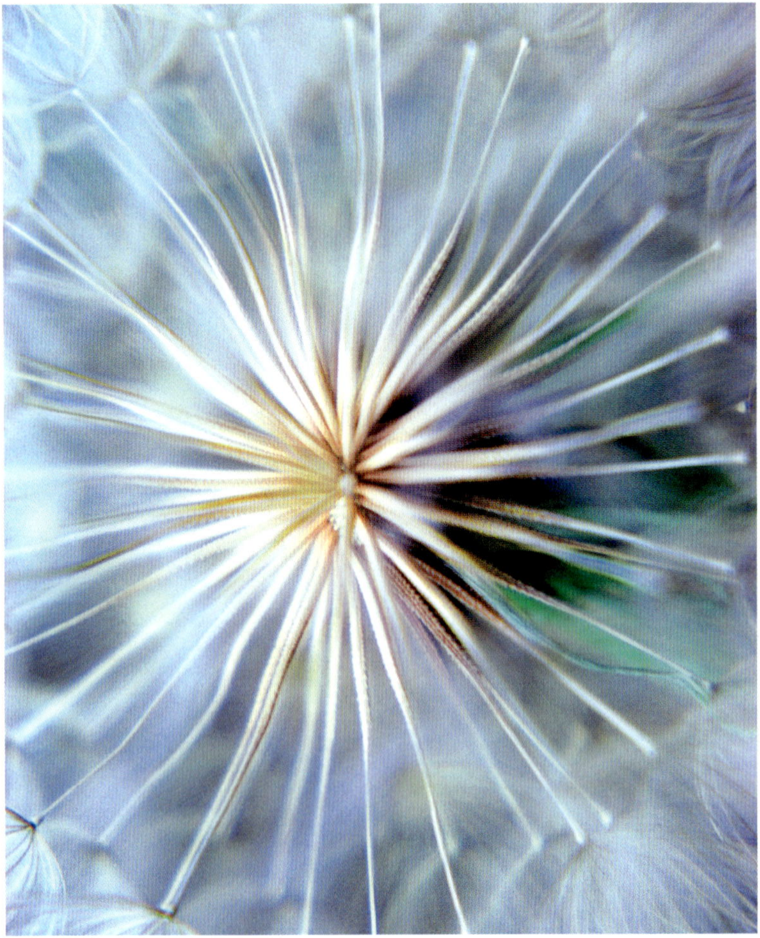

やってみましょう　p.174のエクササイズ20「自然を見つめる」を行います。エクササイズを一読したら指示にしたがい、瞑想の対象として選んだものに意識を集中させましょう。

視覚化による
エクササイズ

これからエクササイズをとおして皆さんに、
瞑想におけるイメージの持つ力をご紹介していきます。
瞑想の対象とするものがマンダラのような
人工的なものであれ自然界の美しさであれ、
イメージの持つ力には何の変わりもありません。

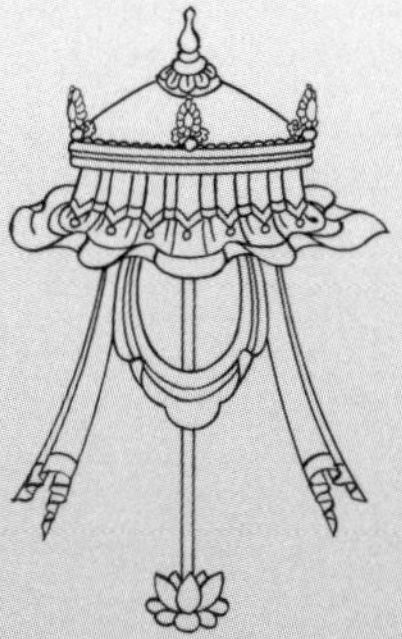

ヤントラを用いた瞑想

　エクササイズを始める前にp.150のヤントラを拡大コピーしておきます。サイズは腕を伸ばした先に貼ってもはっきり見えるくらいの大きさです。そのヤントラを座った時に目がくる位置に貼りましょう。ヤントラを用いる瞑想には2種類あります。一つはヤントラの特定のシンボルや形に意識を集中させる瞑想法で、ヤントラの外縁から内部へと注意を向けます。CDのトラック7を聴きながら瞑想するといいでしょう。もう一つはこれよりも簡単で、ヤントラと共鳴できたと感じるまでひたすらヤントラを凝視する方法です。これからその方法をご紹介していきます。

エクササイズ17　シュリヤントラを用いた瞑想

CDをかけましょう　トラック7（スクリプトはp.246参照）

参照しましょう　p.19-28に挙げた座り方を参照してください。図は先に挙げたp.150のヤントラを用います。

こんなときに　瞑想でイメージの力を試したい時、あるいはヒンドゥー教の瞑想法を試したい時に行います。

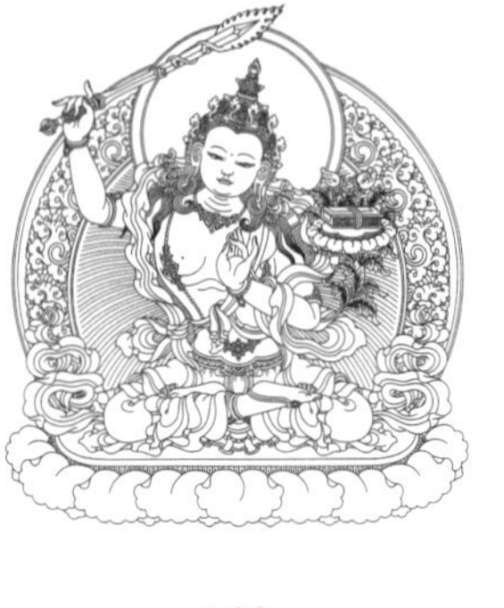

- **壁にヤントラの拡大コピーを** 貼りつけます。中心点ビンドゥが目の高さにくるように貼ってください。準備ができたら座布団か椅子に座って背筋を伸ばします(p.42参照)。呼吸はいつもどおりに行います。

- **ヤントラを見つめながら息を吸い込み**、拡大した意識から生まれるエネルギーを感じてください。ここで宇宙と一つになれるよう祈りましょう。

- **ヤントラの中心を凝視します。** できるだけ瞬きしないようにしてください。ヤントラの細部には目をやらず、視線をその中心部に注ぎながらヤントラ全体を観察しましょう。何かの思考が現れてもあわてずに、注意をヤントラにもどします。

- **そのまま15分間** ヤントラを見つめましょう。エクササイズを終える際は、この瞑想を高次の力やあなた自身の悟りのために奉げてください。このエクササイズは少なくとも1週間、毎日行いましょう。

シュリヤントラを用いた瞑想

質　問

ヤントラ瞑想は私の意識にどんな影響を及ぼしたか?

日付 ____________________ 時間 ____________________

日付 ____________________ 時間 ____________________

日付 ＿＿＿＿＿＿＿＿＿＿ 時間 ＿＿＿＿＿＿＿＿＿＿

日付 ＿＿＿＿＿＿＿＿＿＿ 時間 ＿＿＿＿＿＿＿＿＿＿

マンダラを用いた瞑想

ここでは塗り絵によるマンダラ瞑想をご紹介していきます。マンダラの色を塗りながらその輪郭線に意識を集中させるという方法は、非常に興味深い現代的な手法です。塗り絵には自分の心に集中するという瞑想的な性質があるほか、無意識的な思考や感情を表面化させるという特質があります。ですからこの瞑想をとおして自分の抱える問題や、答えを見出せずにいる問題に焦点をあてることができるのです。瞑想を始める前にp.155のマンダラを拡大コピーしておきます。また、色鉛筆やマーカー類を用意しておきましょう。

エクササイズ18　マンダラ瞑想法

CDをかけましょう　トラック1または6（CDなしでも可）

参照しましょう　p.155のマンダラ図を用います。

こんなときに　瞑想におけるイメージの力を試したい時などに、意識を集中させる対象としてマンダラを用います。

- **マンダラの拡大コピーと色鉛筆やマーカーを** 用意して、1人になれる静かな場所を探します。

- **瞑想の姿勢で座り** 心を鎮めるため数分間呼吸に意識を集中させます。次に瞑想でどんな問題を探るか決めましょう。あなたがこれまで抱いてきた問題、答えを求めてきた疑問です。その内容をマンダラの裏に簡単に記してください。あるいは特定の問題を取り上げるのではなく、マンダラに色をつける際、心に浮かんでくるあらゆるものを受け入れるだけでもけっこうです。

- **すべての色が** 目に入るように色鉛筆やマーカーを並べます。色を選ぶ時はあれこれ考えずに、自分が引き寄せられる色を使ってください。マンダラの色つけは外側から内側へ向かいます。円の中心から一番離れた模様から完成させていきましょう。自分のペースでゆっくり塗ってください。

- **特定の問題を扱う、扱わないにかかわらず** 呼吸に意識を集中させながら色を塗ります。何かの思考が現れても放っておき、消えていくまで塗り絵と呼吸に意識を集中させましょう。

- **マンダラの塗り絵が完成したら** 自分の体験をダイアリーに記入します。

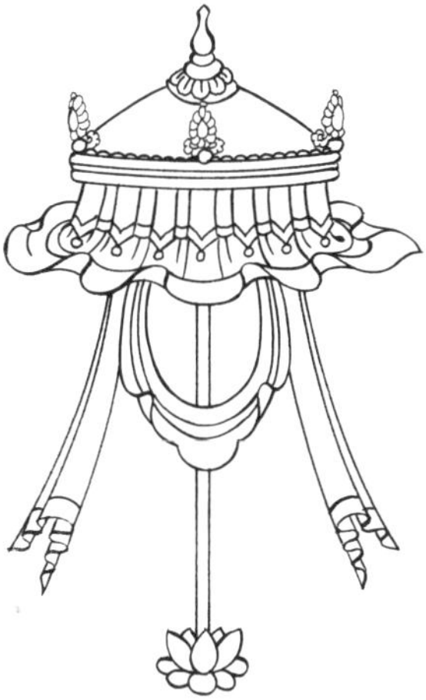

マンダラ瞑想法

質　問

マンダラの塗り絵によって、私は自分が持つ問題や疑問に
何らかの答えが得られたか?
マンダラの中心に到達した時、どんな思考や感情が現れたか?

日付 ＿＿＿＿＿＿＿＿ 時間 ＿＿＿＿＿＿＿＿

日付 ＿＿＿＿＿＿＿＿ 時間 ＿＿＿＿＿＿＿＿

日付 ＿＿＿＿＿＿＿＿ 時間 ＿＿＿＿＿＿＿＿

日付 ＿＿＿＿＿＿＿＿ 時間 ＿＿＿＿＿＿＿＿

視覚化法を用いた瞑想

ここでは視覚化法を用いて仏教の創始者ゴーダマ・ブッダを瞑想します。しかしブッダを視覚化するからといってあなたが仏教徒である必要はありません。お望みならブッダではなく、父なる神やイエス・キリスト、聖母マリア、マホメットといった別の高次の存在、あるいは聖人やあなたが尊敬する人たちを瞑想の対象にしてもいいでしょう。

エクササイズ19　ブッダを視覚化する

CDをかけましょう　トラック8（スクリプトはp.248参照）

参照しましょう　p.19-28に挙げた座り方を参考にします。またゴーダマ・ブッダのイメージを用いる場合はp.248の絵を参照します。

こんなときに　瞑想における視覚化の力、日常生活における視覚化の力を確かめたい時に、この瞑想を行います。

- **静かに瞑想の姿勢を取り（p.42参照）**目を閉じます。視覚的に何かをイメージしたり心の目で何かを見たりするのが苦手だったら、CDのトラック8を聴く前に次に挙げるステップを踏んで心の準備を行います。心の準備が整ったらCDをかけてガイドの声にしたがいましょう。

- **目を閉じたまま** 見慣れた光景を思い浮かべてください。たとえばリビングルームです。ドアの前に立って部屋を見わたしているところをイメージしましょう。これから室内の家具や雑貨を心の目で眺めていきます。

- **視線をゆっくり動かし** 部屋の細部を見つめましょう。家具やカーペット、カーテンの色や肌触りを確かめます。壁には何の絵が飾られていますか? 額縁は何でできていますか?　コーヒーテーブルの上のランプやテレビなど、部屋にあるあらゆるものを観察します。見落としたものがないか部屋をゆっくり見わたし、すべて見終えたら最初にいたドアに視線をもどします。

- **次に自分が部屋に入って行き** 腰かけるところをイメージします。その位置から最初に立っていたドアを眺めてください。できるだけはっきり視覚化しましょう。ではこれから視覚化による瞑想に入ります。心の準備が整ったらCDのトラック8をかけ、ガイドの声にしたがいましょう。

ブッダを視覚化する

質　問

愛と慈悲に満ちた高次の力を視覚化することで、
私はどんな感動が得られたか?
瞑想後、心と身体にどんな変化が生じたか?

日付 ______________________ 時間 ______________________

日付 ______________________ 時間 ______________________

日付 ＿＿＿＿＿＿＿＿ 時間 ＿＿＿＿＿＿＿＿

日付 ＿＿＿＿＿＿＿＿ 時間 ＿＿＿＿＿＿＿＿

自然の中で瞑想する

この瞑想は公園や海岸、自然保護地区など自然に囲まれた場所で行います。こうした環境では人に煩わされることなく瞑想に専念できます。必要に応じて敷物や折りたたみ椅子、毛布などを持っていくといいでしょう。もちろん瞑想の案内役として本書もお持ちください。

エクササイズ20　自然を見つめる

参照しましょう　p.19-28に挙げた座り方を参照してください。

こんなときに　あなたが“目覚め”たい時、自然の美と一体化したい時などに行います。

- **好きなポイントを選び** 自然の中に身を置きます。ただし必ず何の邪魔も入らないような場所を選んでください。準備が整ったら呼吸に意識を集中させながら自然を観察します。自然に関する新たな気づきをこれから増やしていきましょう。

- **観察する範囲を徐々に** 広げていきます。あなたの周囲にある自然の美を、両目をとおして意識の中に取り込んでいきましょう。自然界の色や模様で心を満たしてしまうのです。考え込んだり判断したりせずに、視界を自然でいっぱいにすればいいのです。

- **何かの一点に目がとまり** それを見つめていたくなったら、しばらくすべての注意をそこに向けます。それは1枚の葉や1輪の花、1匹の昆虫かもしれません。じっと見つめてください。その間に心がさまよい出したり何かの思考が現れたりしてきてもあわてずに、意識を見ることにもどしましょう。観察しているものを分析したりせずに、それをありのまま見つめればいいのです。観察の対象物が持つ色や形、その他もろもろの特質に注意を向けてください。もう何も見るべきものはないと思ってももう1度じっくり眺めてみましょう。

- **ここであなたの意識と知覚を** 再び周囲の自然全体にもどします。目に映るものたちがどんなふうに関連し合っているかわかるでしょう。虫たちは木の切り株から栄養を取り、朽ちた葉は腐葉土となって大地を潤します。木の陰からあなたを見つめる鹿の毛は木の幹と溶け合って混然としています。静けさの中のかすかな動きに目を凝らしましょう。

- **次にあなたの内面に意識を向けます**。数分間呼吸に意識を集中させてください。瞑想を終える前に、今地球上でたった1人ここにこうしている不思議、その恩恵に感謝を捧げましょう。

自然を見つめる

質　問

このエクササイズを行うことで、
自然に対する私の感覚はどう変わったか?

日付 ＿＿＿＿＿＿＿＿＿＿＿＿＿＿ 時間 ＿＿＿＿＿＿＿＿＿＿＿＿

日付 ＿＿＿＿＿＿＿＿＿＿＿＿＿＿ 時間 ＿＿＿＿＿＿＿＿＿＿＿＿

運動による瞑想

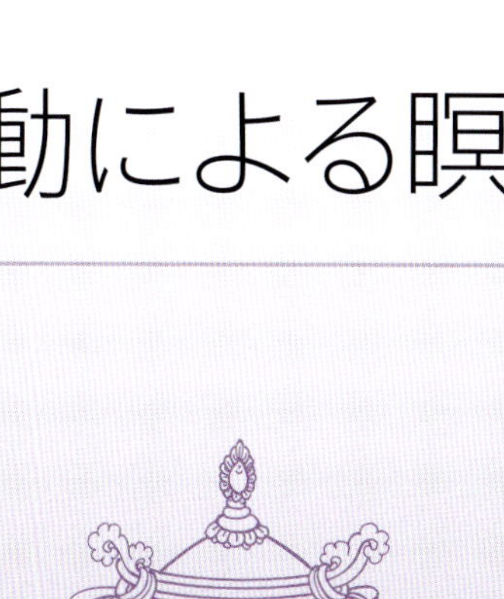

身体と脳はどう連動するか

インドや中国、チベット、イスラム圏内における伝統的な医療システムでは、心と身体は切り離せないものとされてきました。つまり、心に影響を及ぼすものは身体にも影響を及ぼし、心が平和な時にのみ身体が健やかになると考えられているのです。いっぽう不幸なことに、西洋の逆症療法的な医療ではつい先ごろまで心と身体は別個の存在であるとされ、それぞれに現れる症状はホリスティックに捉えられることなく無関係なものとして扱われてきました。

しかし伝統東洋思想を支持する分子生物学者キャンディス・パート博士は、1999年に出版された自著『Molecules of Emotion（感情の分子）』の中で、分子レベルでは心と身体を明確に区別することはできないと述べ反響を呼びました。パート博士によると、私たちの思考は体内の何百万もの原子や分子、細胞に影響を及ぼして肉体と一体化し、さらに身体面でのあらゆる変化は知らず知らずのうちに精神状態を変化させると言います。身体と脳には博士が“感情の生化学物質”と呼ぶ神経ペプチドとその受容体が存在し、それらが媒介となり、心身をつなぐ複雑なネットワークを経由して身体と心にメッセージを伝達しているのです。

動きと瞑想

ウォーキング瞑想や太極拳、気功、ヨーガなどの動く瞑想では心身の相関関係に直接働きかけ、その作用を利用します。たとえば太極拳では動きに集中して心身双方に起こる変化を感じ取り、そうした変化をコントロールすることであらゆる動きに落ち着きと平衡をもたらします。ウォーキング瞑想では瞑想しながら呼吸と歩行を調和させ、気功では心身に大きな影響力を持つ気のエネルギーを用います。また、はじめは健康法としてではなく瞑想の一方法として知られていたヨーガでは、身体は悟りのための手段として捉えるよう説かれています。

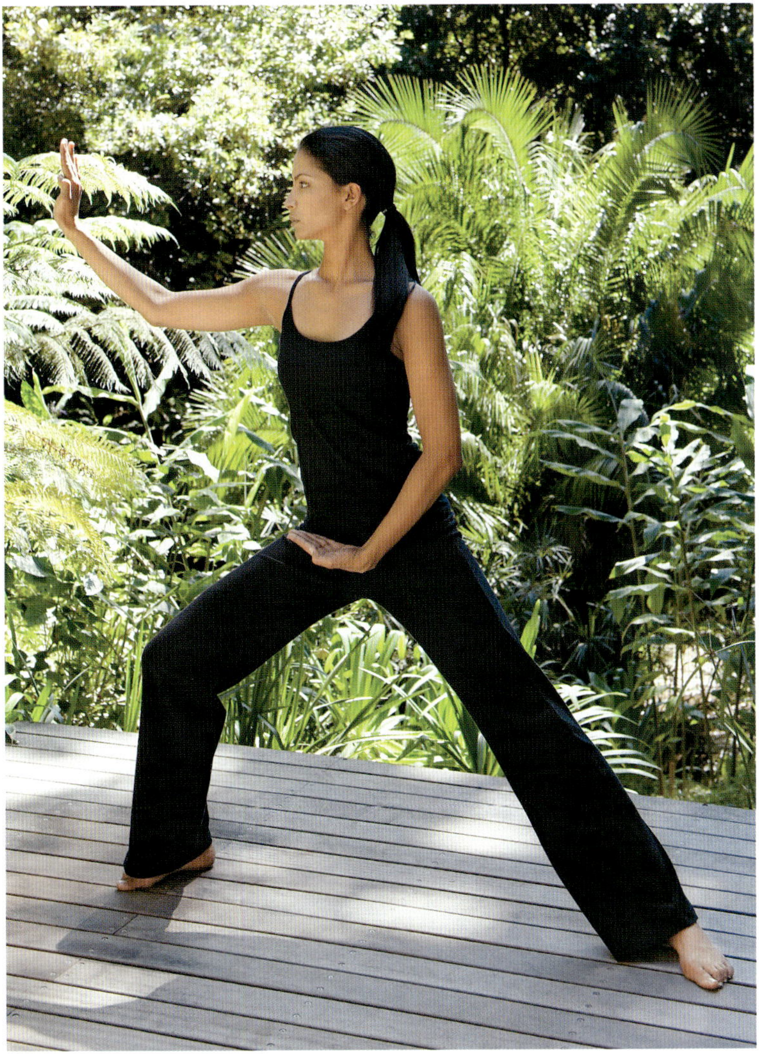

歩きながら瞑想する

日本の禅宗の修行者は瞑想のあいだ長時間「座禅」を組んで座るのですが、その合間に「経行《きんひん》」と呼ばれる一種の歩く瞑想を行います。経行で身体を動かすことにより血行が促され、再び楽に座禅が組めるようになるのです。修行者は瞑想状態を維持するため、経行では次のような点に留意し作法にしがたいます。腕は両肘を外に張り、左手でこぶしをつくって右手の平で覆います。歩いて前進する際はきわめてゆっくり、一呼吸で半歩ずつです。経行を終えて座に着く時は両足をそろえて低頭します。しかし一般的な歩く瞑想法を行う場合は、室内であれ屋外であれ障害物のない広い場所を選んでください。長い廊下や広い庭、公園内の一本道などがおすすめです。まっすぐ歩ける場所を探しましょう。

歩いてみる

歩く瞑想法は私たちに、今という時にじっくり意識を集中させる機会を与えてくれます。日常生活は不安や心配、過去の記憶や未来への期待で満ちていて、ただ歩いていても私たちはなかなかリラックスすることができません。しかしこの瞑想法を行うことで心身の安らぎと一つ一つの歩みの意味を実感することができるのです。歩く瞑想法に目的地はありません。ゴールしようとむきになる必要はないのです。最初はゆっくり歩くことにぎこちなさを覚えたり、狭い歩幅や腕の位置のせいでバランス感覚が崩れたりするかもしれませんが、少し慣れれば快適な気分が味わえるでしょう。大切なのはがんばり過ぎないこと、次の１歩を踏み出す際のほんのわずかな体重移動を感じ取ることです。

のちほどウォーキング瞑想のエクササイズを紹介しますが、とにかくゆっくり歩くこと、歩みと呼吸を調和させることを忘れずに。また背筋はまっすぐ、鼻とへその位置をそろえ、耳が肩の真上にくるようにしてください。頭を水平に保ったまま視線を次の１歩を踏み出す位置に注ぎます。足と地面の一体感を味わいましょう。

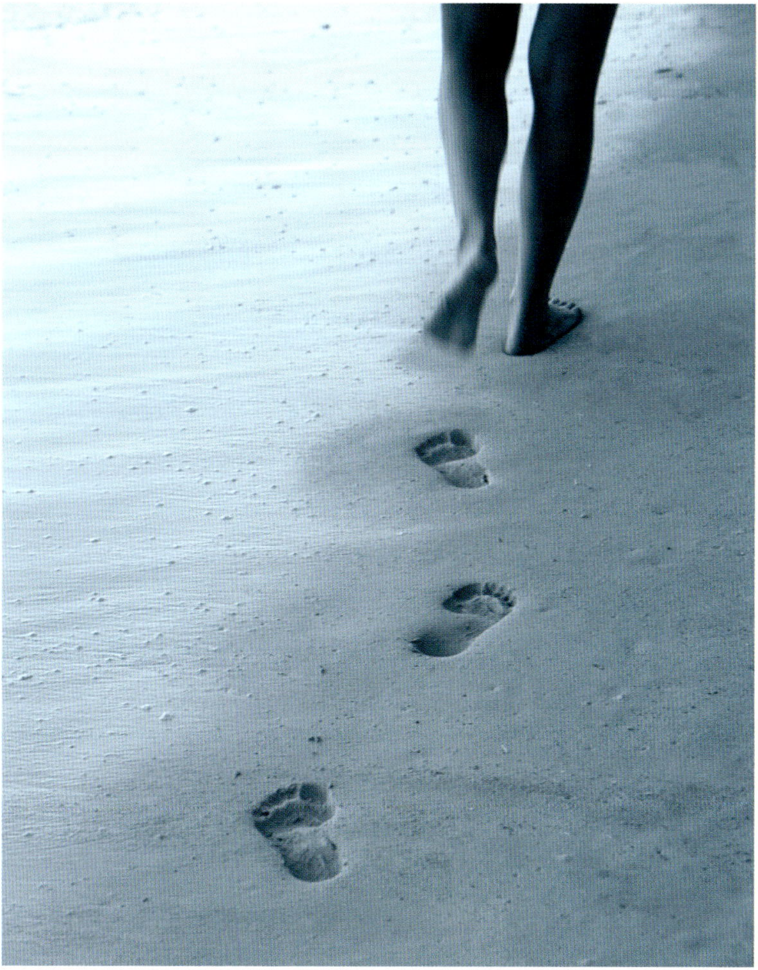

やってみましょう　p.194のエクササイズ21「ウォーキング瞑想」を開いて指示にしたがいましょう。

太極拳と瞑想

太極拳という言葉には“超究極的力(拳)”といった意味があります。この“超究極”という言葉には万物に遍在している原初的な双極性、つまり中国の陰陽思想が示唆されています。陰陽はたとえば男性と女性、能動と受動、明と暗、強硬と柔軟、太陽と月といった対極的な性質を表現します。太極拳の白黒のシンボルマーク太極図に示されているのがこの陰陽です。いっぽう太極拳の“力(拳)”の字には、武道としての側面が示唆されています。太極拳は“型”と呼ばれる一連の動きから成り立ちますが、これらの多くは武道の技である蹴り、殴打、防御に由来します。しかし太極拳ではこうした動きが緩やかに優雅に、そして途切れなくなめらかに演じられます。

中国では北京をはじめさまざまな村や町で、人々が早朝、公共広場などに集まって太極拳に励んでいます。各自が自分の動きに没頭していて隣の人など見ていないのですが、彼らの動きには統一性が感じられます。欧米でも太極拳が人気を得るにつれ、同様の光景が公園や大学構内で頻繁に見られるようになりました。

太極拳の多くの愛好家たちが注目するのは、武道としての側面ではなく健康増進や長寿に役立つ側面、瞑想的なその側面です。太極拳は心身のストレスを軽減させるほか、関節炎や高血圧症といった慢性疾患にも効果を発揮するのです。また体内の「気」や生命エネルギーを循環させる働きも太極拳を行う大きな目的として挙げられます。太極拳の型を習うことで身体のバランス感覚が養われ、背骨の矯正や運動機能のコントロールがうまくいきます。とくに高齢者の転倒防止に大きな力を発揮します。さらにリズム感も養成され、日常の動きが優雅になったり姿勢が改善されたりします。瞑想的な作用としては実践者の身体と心を鎮め、霊的成長を深めてくれます。

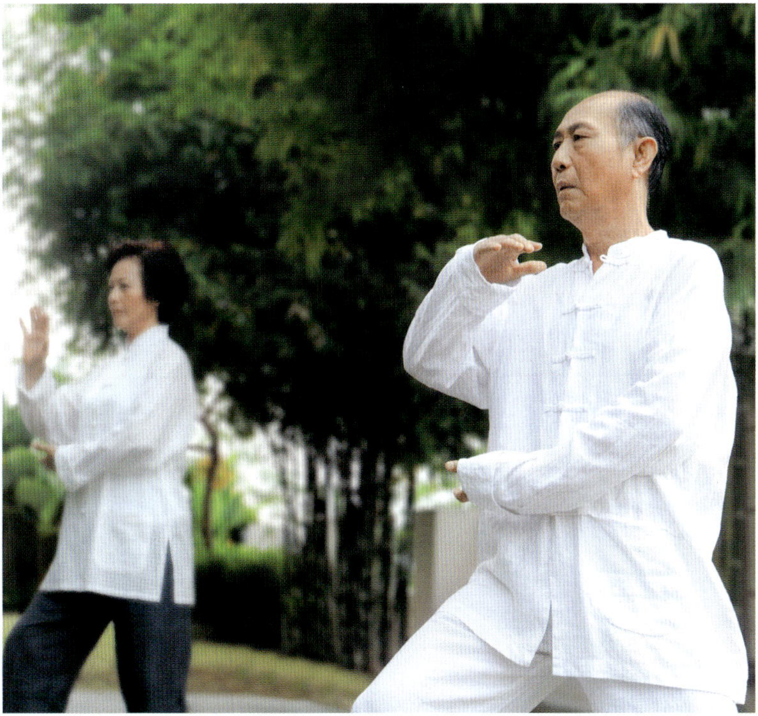

太極拳の道教的ルーツ

太極拳のルーツは中国の伝統的神秘思想、道教にあります。道教とは『道徳経』で有名な、紀元前5世紀の哲学者老子の思想と深いかかわりを持っています。老子は自然の美と静寂の中にある内省的、神秘的、個人主義的な世界観を提唱した人物です。今日中国で太極拳が主に屋外の自然の下で行われ、静けさを大事にするのは、こうした道教思想の表れと言えるでしょう。

太極拳の型

現在中国のみならず世界中に多くの

太極拳教室があり、扱われる型の数は教室によって異なります。13 種の型しか扱わないところもあれば数百もの型を教えるところもあります。しかし教室で扱う流派としては陳家式太極拳、楊家式太極拳、呉式太極拳がもっとも一般的です。中でも楊式簡化太極拳はとてもやさしく、年齢や体力を問わず多くの人々が親しむことができるスタイルです。なお p.198-199 のエクササイズはこのスタイルをもとにしています。

動く瞑想法

武道としての太極拳には修行者の心を鎮め、彼らからあらゆる雑念を取り払う作用があります。つまり太極拳を学ぶことで無意識のうちに相手の攻撃がかわせるようになるのです。そしてこうした精神作用は太極拳の持つ大きな魅力の一つと言えます。先にも述べたとおり、現在では主に健康増進や瞑想効果を目的に多くの人が太極拳に取り組んでいます。思考や雑念を手放して呼吸と動きに意識を集中させることによって人々は自分の心を落ち着かせているのですが、実は型を演じるうちに心は自ら鎮まることを覚えているのです。なお太極拳を始める際、瞑想による視覚化を行うと、身体を巡る「気」の流れを活性化させることができるでしょう。1970 年代、鄭曼青《ていまんせい》大師は座禅を組んで瞑想するのかと問われ、太極拳には瞑想のすべてがあると答えました。あなたも同じ答えを見出すのかもしれません。

やってみましょう　p.198のエクササイズ22「太極拳瞑想」を開いて指示にしたがいましょう。

太極拳による瞑想

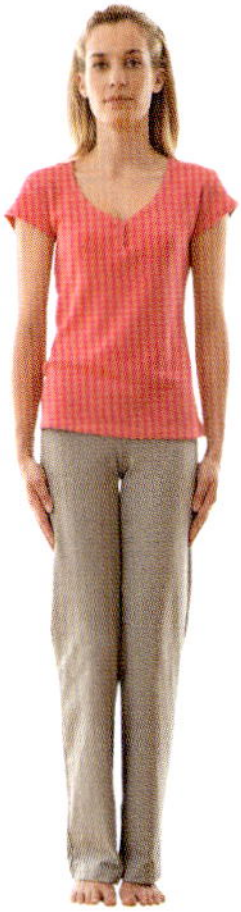

1　両足をそろえて立ち、
両腕を脇につけます。

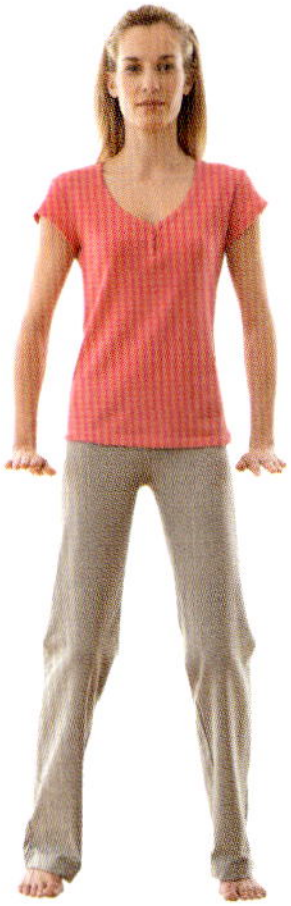

2　腕と脇のあいだを少しあけ、
左足を右足から離します。

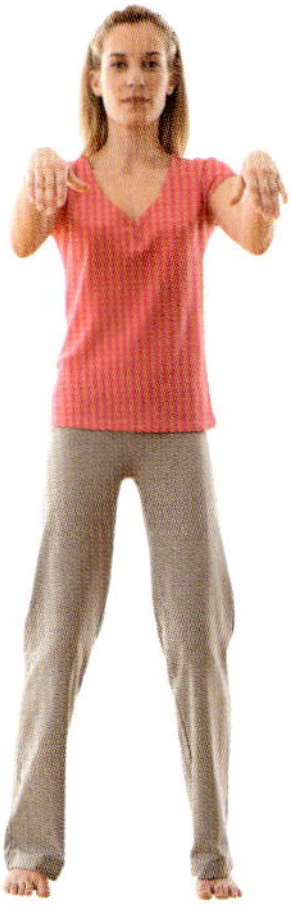

3　両腕を胸までゆっくり
上げます。

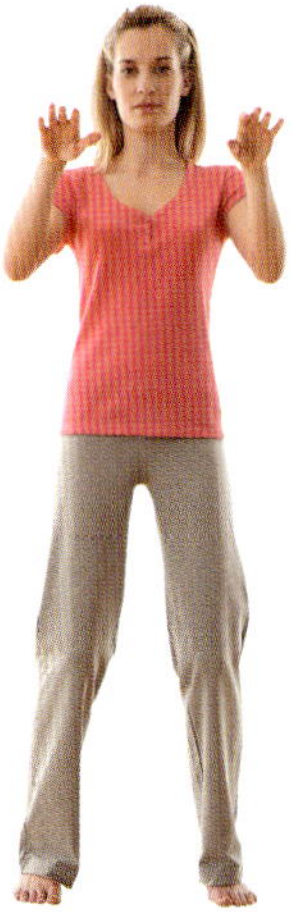

4　両腕の脇は開けたまま、
肘を下げます。

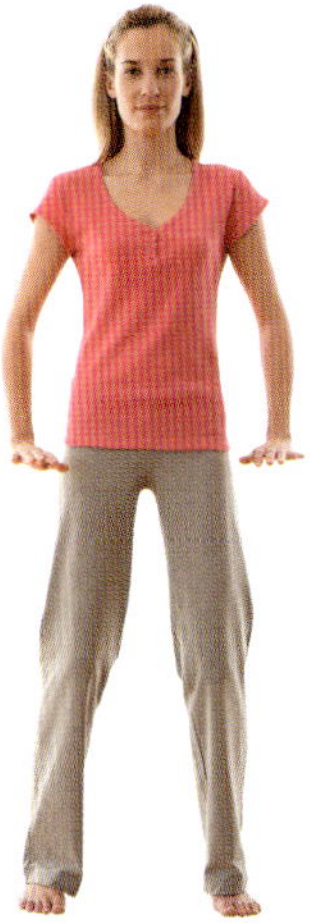

5　両腕をゆっくりおろしながら、
身体の重心を下にさげます。

気功と瞑想

気功とは瞑想と運動、呼吸を組み合わせて「気」の流れを横溢させる、中国伝統医療の一つです。古代中国の医学経典には、「気」は宇宙を生成し統制する根本要素であると記されています。つまり「気」とはあらゆる物質あらゆる事象に満ちているエネルギーを指すのです。宇宙の両極を表す陰陽の相互作用によって生み出される「気」は、欧米では“エネルギー”“生命エネルギー”“呼吸”といった言葉で訳されます。いっぽう「功」という言葉には鍛錬や技術といった意味がありますので、気功は“エネルギーの鍛錬”と解することができるでしょう。

気功は私たちが誕生時に両親から授かったエネルギーをより豊かにするための、きわめて瞑想的で形而上学的な側面を持った健康法です。気功をとおして私たちは、宇宙に満ちた気のエネルギーを自由に取り込めるようになるのです。心・身体・魂を一つに統合させるため気に直接働きかけるのが気功であり、そうした気功のエクササイズには、気の蓄えを増やすもの、気の循環をなめらかにさせるものなどがあります。気功は病気の予防や治療に役立つうえ、自然や宇宙との霊的つながりを深めてくれる一つの精神修養法とも言えるのです。

身体を巡る気やエネルギーのとおり道である中国医学の経絡と、精神集中によって生み出される瞑想の力を結びつけて利用するのが気功です。気功の動きは体力や活力をゆっくり養い、免疫系を強化します。また運動と呼吸法、視覚化と精神集中を統合させることによって、気功は精神的、肉体的、霊的成長を強く促します。

気功の歴史

「気」に関する最初の記述は、紀元前1800年の中国最古の医学書にさかのぼります。いっぽう気功に関しては唐朝(618-907年)の道教書にその最初の記述があり、そこには不老不死を得るため

気功瞑想法
（八段錦より）

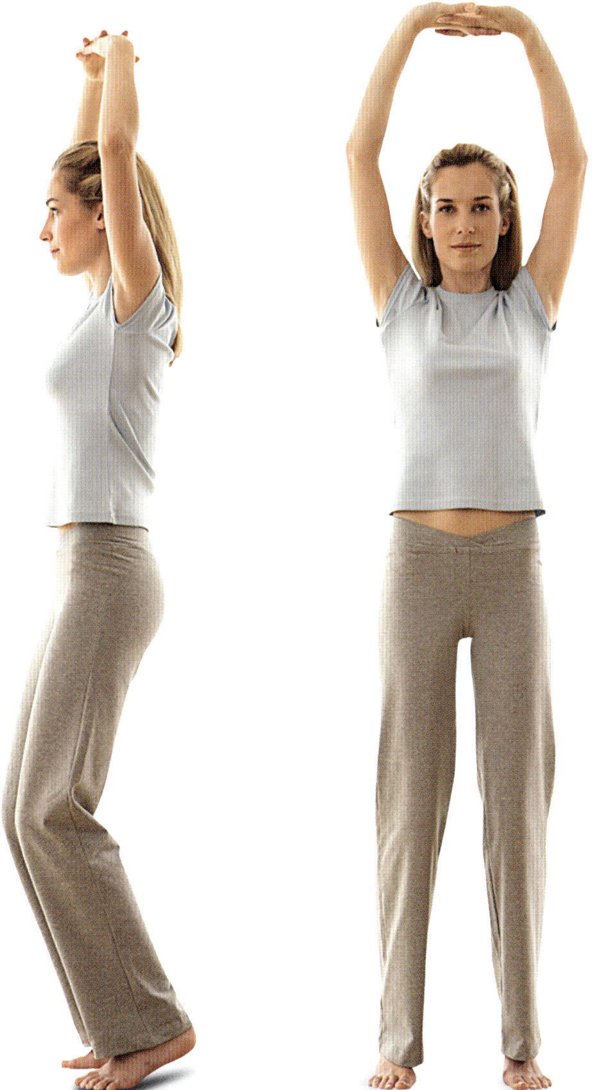

の呼吸法や視覚化法、瞑想法が記されています。しだいに気功は健康促進や心身のバランス調整のため用いられるようになり、時代とともに改良と精選を重ねながら、厳秘のもと師から弟子に継承されていきました。しかしこうした奥儀も今では、講習や書籍をとおして誰でも利用できるようになっています。

精神修養としての気功

気功が一つの実践法とし体系化されるにつれ、その霊的あるいは瞑想的側面が重要視されるようになりました。仏教や道教、儒教の寺や修養所では気功が健康や霊的成長のため取り入れられ、また気の鍛錬は武術にも用いられるようになりました。その代表例が古代中国の少林寺で、少林寺では禅僧が拳法の修行と平行して気功や瞑想の修行に励みました。気功によって僧侶たちは病気を予防し怪我を癒し、さらに気の流れを良くすることで、高次の意識に到達しようとしたのです。中国の霊的指導者にはこうした心身双方の育成が悟りのため必要不可欠とされたのでした。

やってみましょう　p.202のエクササイズ23「気功ヒーリング瞑想」を開きます。一読したらエクササイズを数回行い、次に進みましょう。

自信がないときには　膝を曲げたりつま先を上げたりするのがつらかったら、両足は床につけたまま腕の運動だけ行いましょう。

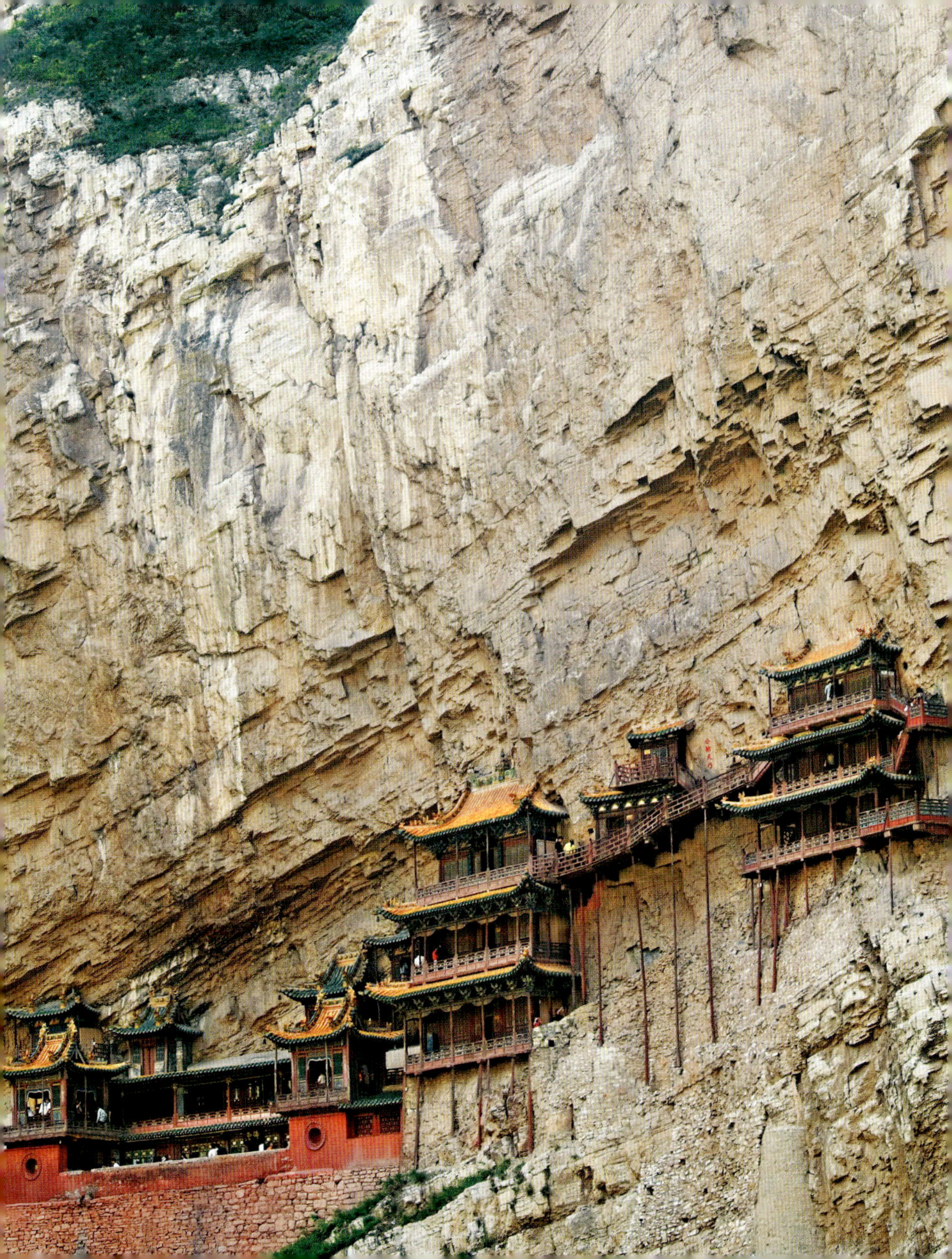

ヨーガと瞑想

ヨーガとはさまざまなポーズ(アーサナ)を持つ、古代インドを発祥とする健康法の一つです。ヨーガの身体面での効果には枚挙に暇がありませんが、主だったところでは、関節機能や消化機能の改善、柔軟性の向上、心臓血管の浄化、姿勢の矯正、ストレス緩和、ホルモンバランスの調整などが挙げられます。このようにアーサナの身体的効果だけ取り上げても数に限りがありませんが、心と身体は一体であるとされていた古代インドでは、ヨーガは霊的修行の一環として行われていたのです。アーサナには瞑想の質を高め、霊的成長を促す効果があるからです。

ヨーガの八つの階梯

ヨーガ哲学に関する最古の経典は紀元前1世紀頃、聖者パタンジャリによって編纂された『ヨーガスートラ』です。この経典にはヨーガを極めるには八つの階梯“八支則”があり、八支則にもとづいて修行を積むことで美しくそして生き生きと肉体的・霊的成長を遂げていくことができると記されています。

八支則は、聖なる言葉とされるサンスクリット語で次のように著されています。

1「ヤマ」禁戒――他者にすべきでないことは行わない
2「ニヤマ」勧戒――行うべき行為や取るべき態度を遵守する
3「アーサナ」座法――正しい姿勢を取る
4「プラナヤマ」調息――正しい呼吸をする
5「プラティヤハーラ」制感――感覚を外から内に向け、心を鎮める
6「ダーラナ」凝念――瞑想で意識を集中させる
7「ディヤーン」観想――瞑想で意識を広げ、マインドフルになる
8「サマーディー」三昧――瞑想で悟りに至る

ヨーガで内なる自己に至る

ヨーガの八支則は、人間は外から内へ向かう五つのコーシャ（鞘）または層でできていると考えます。こうした層のもっとも奥にあるのがアートマン（我、真の自己）で、これは意識の不変的中心あるいは絶対的実在、原初にして不死の存在と言われるものです。霊的・瞑想的修行としてのヨーガは私たちを外層部からこの精妙な内奥の核心部へといざないます。

では五つの層を外から順に説明していきましょう。もっとも外側にあるのがアンナマヤ・コーシャで、これは皮膚や筋肉、細胞、内臓器官でできた物理的・肉体的層を指します。瞑想をとおして肉体に対する気づきを深めることで、生活全般への気づきも深まります。

次の層はプラナマヤ・コーシャで、呼吸や生命エネルギーが循環している層を指します。呼吸瞑想によりこの層が活性化されます。

「マナ」は“心”を意味する言葉ですが、この言葉を含むマノマヤ・コーシャは精神の層と言われ、この層で私たちは自

子どものポーズ

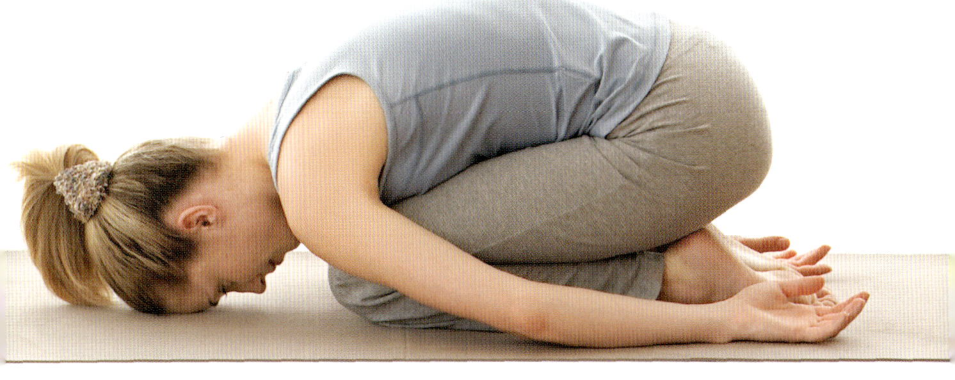

分の思考や感情を処理します。また神経系とかかわりを持つ層でもあり、私たちが瞑想で心を鎮めたり思考や感情への気づきを深めたりする時に働きかけるのがこの層です。

内側から二番目となる層はヴィジナーナマヤ・コーシャで、この層は知恵や高次の意識と関係しています。この層を瞑想する時はふだんの思考や現実に対する認識の枠を超え、意識を広げることに集中します。

そして最も内側にある層がアナンダマヤ・コーシャです。この層はアートマンの周りにあって、至福の層と言われます。頭では理解できないあるいは言葉では表現できない、またいかなる理由や原因、意図的な行為にもよらない喜びや愛を体験する層です。この層は無上の幸福感で満たされています。この層の中心で私たちは真の自己と出会い、悟りの境地へと至ります。これこそがヨーガによる瞑想の目的です。

やってみましょう　p.206のエクササイズ24「ヨーガ瞑想」を開いてください。エクササイズを一読したら、数回正座の練習をします。練習がすんだら指示にしたがいヨーガのポーズを取って瞑想しましょう。霊性を開花させる、ヨーガに秘められた力に意識を集中させてください。

自信がないときには　背筋を伸ばすため必要なら、座布団やクッションを床に敷きましょう。

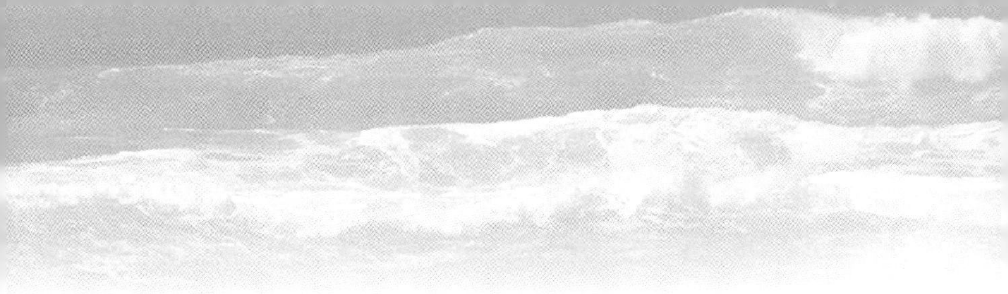

運動瞑想
エクササイズ

瞑想は必ずしも
座って行わなければならないものではありません。
身体を動かしながらでも瞑想することはできるのです。
運動瞑想は、身体を動かして瞑想状態を得たい
という人にとって最適です。
これからそうしたタイプの瞑想法を
いくつかご紹介していきましょう。

歩いて瞑想する

室内でこの瞑想を行う場合は立ち止まらなくてすむように、あらかじめ障害物となりそうな家具類を移動させておきましょう。なお長い廊下を行ったり来たりするのもいい方法です。庭や公園内の人通りのない少ない道で行うのもいいでしょう。

エクササイズ21　ウォーキング瞑想

参照しましょう　p.19-28に挙げた座り方を参照してください。

こんなときに　いつでも好きな時に行えます。こつを1度つかんでしまえば、この瞑想を行う際、最初に座る必要もなくなります。

- **まず座って** 5分間ほど基本的な呼吸瞑想(p.66参照)を行います。気持ちが落ち着いたら、その心の状態を維持したままゆっくり立ち上がりましょう。
- **立ち上がったら** 親指を握って左手でこぶしをつくります。こぶしを心臓の高さまで上げ、胸の中央に置きます。次に右手の平で左手のこぶしを覆います。両肘がこぶしと同じ高さになるよう後腕を外に広げ、前腕は床と平行にさせます。
- **目は半分閉じて** 緊張を解きます。ゆっくりゆっくり部屋の中を歩いてみましょう。一呼吸で半歩です。呼吸とともに進んでください。

- **歩きながら**、この単純な動作にある複雑な筋肉の流れに意識を集中させましょう。体重がいっぽうの脚からもういっぽうの脚へ移動する様子、足の裏でかかとから親指のつけ根へ体重が移動する様子を観察します。つま先がどんなふうにあなたを前に押し出すか、瞬間的にあなたがどんなふうに身体のバランスを取っているか、へその下で重心がどんな動きをするかわかりますか?

- **頭であれこれ考える** 必要はありません。心と身体で動きを感じてください。歩きながら腹式呼吸を心がけ、リラックスしたまま思考を解き放って心を鎮めてください。

- **こうしたウォーキングを** 20分間、あるいはお望みならそれ以上つづけてください。エクササイズを終える時がきたら立ち止まり、軽く頭を下げて心に区切りをつけましょう。

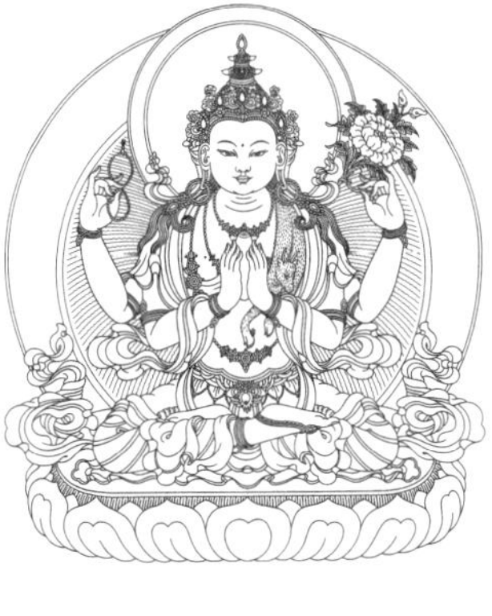

ウォーキング瞑想

質　問

ウォーキング瞑想を始める前、私はどんな気分だったか?
ウォーキング瞑想を行ったあと、私はどんな気分になったか?

日付 ______________________ 時間 ______________________

日付 ______________________ 時間 ______________________

日付 ＿＿＿＿＿＿＿＿＿＿ 時間 ＿＿＿＿＿＿＿＿＿＿

日付 ＿＿＿＿＿＿＿＿＿＿ 時間 ＿＿＿＿＿＿＿＿＿＿

太極拳と行う瞑想

これからご紹介する楊式簡化太極拳の始まりの型には、あらゆる可能性が秘められています。緩やかな動きの一瞬一瞬に大きな意義と価値があるのです。しかしエクササイズを行う際あなたが雑念を手放せず、今という時に集中することができなければ、成長と自己変革のための貴重な時を無駄に過ごすことになりますのでご注意ください。エクササイズを始める前に行う場所を探しておきます。できれば自然に囲まれた屋外で行うことをおすすめします。ゆったりとした動きやすい服装、くつは底の平らなものを選んでください。裸足で行ってもかまいません。

エクササイズ22　太極拳瞑想

CDをかけましょう　トラック1または6(CDなしでも可)

参照しましょう　p.185をご覧ください。

こんなときに　太極拳はいつでも好きな時に行えます。ここで取り上げる始まりの型にはすぐれたストレス解消効果があります。

- **両足をそろえて** 立ちます。つま先は少し外に向け、両腕は脇の横にたらします。静かに立ったまましばらく呼吸に意識を集中させましょう。ここで身体をスキャンし、どんな感じがするか探りましょう。どこかに緊張を感じたらその部位に息を吹き込みます。次に肩と背骨のつけ根の緊張を解きましょう。頭上から金の糸で背骨が引っ張られている様子を視覚化してください。

- **足を動かします**。右足に体重をかけて左足を軽く上げ肩の幅に開いたら、両足が前を向いて平行になるよう並べます。この時両足に均等に体重がかかるよう注意します。脇の下に大きな卵を抱えているようにして両脇はあけてください。

- **息を吸いながら**、腕全体、手首、指の力は抜いたまま、両腕を胸までゆっくり上げます。この時前腕が必ず地面と平行になるよう、また肩に力が入らないよう気をつけます。次に「気」が大地から、足の裏の真ん中をとおって身体に流れ込む様子を視覚化します。大地の持つ陰のエネルギーを吸収して身体全体を満たしましょう。つづいて息を吐き出しながら指をゆっくり立てて、手の平を表に向けます。

- **両腕を上げたまま** 手首の力を抜いて肘を少し下におとしましょう。この時背中や肩甲骨に力が入らないよう気をつけてください。

- **次に腕を** ゆっくりおろしながら、身体の重心をさげていきます。肩、手、指から力が抜け、かかとが少し曲がっていきます。両足から根が生えて地面に広がっていくところ、頭のてっぺんから伸びた金の糸が空からあなたを引っ張っているところをイメージしましょう。呼吸に意識を集中させたまま、「気」が体内を巡っているのを感じてください。

- **以上の動きを3回** 繰り返します。3回すんだらもとの姿勢にもどり、数分間呼吸に集中してエクササイズを終えましょう。

太極拳瞑想

質　問

「気」のエネルギーが
身体に流れ込むのを感じることができたか?

日付 ＿＿＿＿＿＿＿＿ 時間 ＿＿＿＿＿＿＿＿

日付 ＿＿＿＿＿＿＿＿ 時間 ＿＿＿＿＿＿＿＿

日付 ______________________ 時間 ______________________

日付 ______________________ 時間 ______________________

気功で癒す

両手を天に向かって伸ばす動作は気功八段錦の最初の型です。八段錦とは8世紀、中国の道教経典にはじめて登場した八つの型から成るきわめてすぐれた気功法です。この道教書で八段錦は古代神話八仙人の命の源の一つとされ、長寿の秘訣として認められるようになりました。八段錦は「気」の自由な流れを強化し、内臓の調子を整え、妄想や否定的な思考を払拭します。このエクササイズを行うため、自然の木々に囲まれた静かな場所を探しましょう。服装はゆったりとして動きやすいもの、くつは底が平らなもの選びましょう。裸足で行ってもかまいません。

エクササイズ23　気功ヒーリング瞑想

参照しましょう　p.187の写真を参考にしてください。

こんなときに　できるだけ何度でも行いましょう。身体を癒したいのであれば、毎日行いましょう。

- **両足を肩幅に開いて** 平行に並べ、腕は脇にたらします。かかとを浮かせて膝を軽く曲げ、肩の力を抜きましょう。この時身体が頭から糸でつるされているところをイメージします。ここで目を閉じ、3回腹式呼吸を行います。腹式呼吸がすんだらふつうの姿勢にもどり、数分間ふだんの呼吸で心を鎮めてください。

- **目を開けて** まっすぐ前を見つめましょう。次に両手の指を組んで、手の甲を天に向けながら頭の上まであげていきます。両腕を上に伸ばしながら息を吸い込み、それと同時にかかとを少し浮かせてつま先立ちしていきます。息を吸い込みながら、金の光が鼻から身体に入ってきて、呼吸器や消化器、排泄器官のトラブルを癒していくところをイメージしましょう。

- **両手が頭上にきたら、息を吐き出しながら** かかとと腕をおろしていきます。この時あらゆる病気や不調、故障が自分の身体から消えていくところを視覚化します。

- **ここで一息つきます。** 少し休んだら息を吸い込みながら、再び空に向かって伸びをします。今度は指を組んだ手の平の方を空に向けます。この時白くまばゆい光が鼻から身体に入ってきて、憂うつや不安、恐怖といったあらゆる精神的葛藤を清めるところをイメージしましょう。次に息を吐き出しながらかかとと腕をおろしていき、さまざまな心の問題が消えていくのを視覚化します。

- **以上の動きと視覚化を** 9セット行います。すべてすんだらエクササイズを終えましょう。

気功ヒーリング瞑想

質　問

光とエネルギーが身体に流れ込むのを感じることができたか？
このエクササイズを繰り返し行うことで、
健康状態や気分は改善されたか？

日付 ＿＿＿＿＿＿＿＿ 時間 ＿＿＿＿＿＿＿＿

日付 ＿＿＿＿＿＿＿＿ 時間 ＿＿＿＿＿＿＿＿

日付 ＿＿＿＿＿＿ 時間 ＿＿＿＿＿＿

日付 ＿＿＿＿＿＿ 時間 ＿＿＿＿＿＿

ヨーガと行う瞑想

ヨーガの「バーラ・アーサナ」(子どものポーズ)は、とても簡単なうえリラクセーション効果に富んだポーズです。瞑想とあわせて行うことで、ヨーガの持つ深い霊性を体験することができるでしょう。エクササイズは静かで暖かな室内で行います。ヨーガ用のマットや敷物、脚や腰が痛い場合は薄いクッションがあると便利でしょう。ゆったりとした服装をし、くつやベルト、腕時計、宝石類ははずしておきます。

エクササイズ24　ヨーガ瞑想

参照しましょう　p.191の写真を参考にしてください。

こんなときに　あらゆるヨーガのポーズが健康促進や免疫系の強化に役立ち、霊的成長を促します。

- **マットや敷物の上でひざまずき**、お尻をかかとの上にのせます。痛みを感じたらお尻とかかとのあいだにクッション類をはさみましょう。足が痛ければ足の甲の下にたたんだ毛布や薄いクッションを敷いてください。次に両手を腿に置きます。

- **背筋をしっかり** 伸ばします。頭と背骨が糸で引っ張り上げられているところをイメージしましょう。息を吐き出しながらお尻とかかとに体重をのせていきます。体重が骨盤にのり、お尻とかかとがぴったりくっついたと感じるまで、呼気に意識を集中させてください。次に上半身をまっすぐ伸ばしたまま、両手を徐々に前に伸ばしていきます。息を吸い込む時に身体を伸ばし吐き出す時に身体を前に倒す、この動作をつづけながら、胸と腿が接するまで少しずつ前にかがんでいきます。最後は額を床につけてください。両腕は力を抜いて脇に置き、手の平を上に向けます。

- **ここで目を閉じ** 心の景色を眺めます。遠くからあなたの夢や記憶、直感が姿を現してくるでしょう。この内面の領域が人としてのあなたを決める、もっとも大切な部分なのです。ここであなたは高次の自己や高次の力とつながります。

- **全身の力を抜いたまま**、息を吸い込むたびにこの心の領域を広げていきます。どんどん広げ、宇宙を満たしてしまいましょう。そして愛と慈悲の心を無限の宇宙、さらに宇宙に集うすべてのものに注いでください。とくにあなた自身にこうした気持ちを注ぎ込み、自分自身を愛しいたわりましょう。

- **愛と慈悲の心を** じゅうぶん味わったら、意識をヨーガのポーズにもどします。息を吸いながら身体をゆっくり起こし、最初の正座の姿勢にもどりましょう。

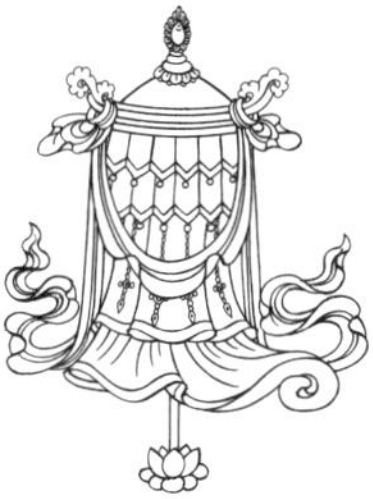

ヨーガ瞑想

質　問

この内省的なポーズを取りながら、
私は宇宙を感じることができたか?
このエクササイズで私のヨーガ体験はどう変わったか?

日付 ____________________ 時間 ____________________

日付 ____________________ 時間 ____________________

心を開くための瞑想

慈愛をはぐくむための瞑想

私たちは誰しも人にやさしい親切な人間になりたいと願っているのですが、それを実現させるのはなかなか難しいものです。そうした人間になるための大事な鍵とは、人を愛するにはまず、自分自身を愛せなければならないという点なのです。1970年代東洋の仏教指導者が欧米を訪れた際、彼らは欧米には自分に厳しい傾向が広く見受けられると指摘しました。自己批判や自己嫌悪、劣等感といった感情が強いことに気づいたのです。一般的に欧米人は自己評価が低く、それが自己愛の問題につながっていると言われます。自己嫌悪に由来する問題を持つ人が伝統的な仏教教義に触れた場合、教えによって鼓舞されることが少なく、むしろ気分が害され、どんな教えにも反発を感じるようになるようです。たとえば無条件の愛に関する教えを聞いても、自分にはその教えが実践できないと感じ無力感を抱きます。するとこの時人は、教えを啓示としてではなく自分に対する非難として受け取ってしまうのです。こうした感情を浄化させるには、まず自分を愛し、忍耐と慈悲の心をもって自分自身と向き合うことから始めなければなりません。そうしてはじめて他者を愛する力が養われていくのです。

自己愛はナルシズムではない

自分を愛することと自己中心主義やナルシズムを混同すべきではありません。また、自分と親しくなることと自分を甘やかすことを一緒にしてはなりません。皆さんの中には慰めや生きるうえでの信条、ストレスに満ちた現実からの救いを求めて瞑想に取り組み始めた方もいるでしょう。心が癒され、自分の抱える問題が魔法のように“解けて”いくのを願ったのではないでしょうか。それなのに瞑想を始めてみると、理想とは異なる予期せぬ自分の側面が現れてきて愕然としたのではありませんか?　しかしもうお気づきでしょう、本当の霊的修行、真の瞑想とは、人生そして自分自身を100パーセント無条件に受け入

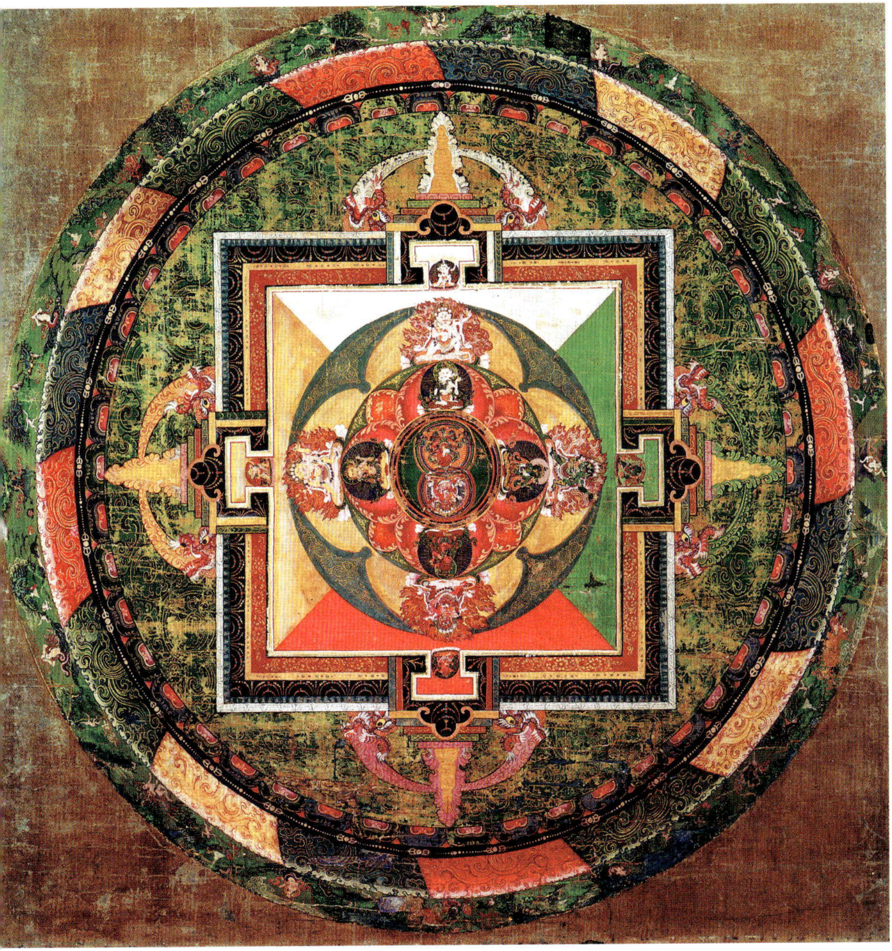

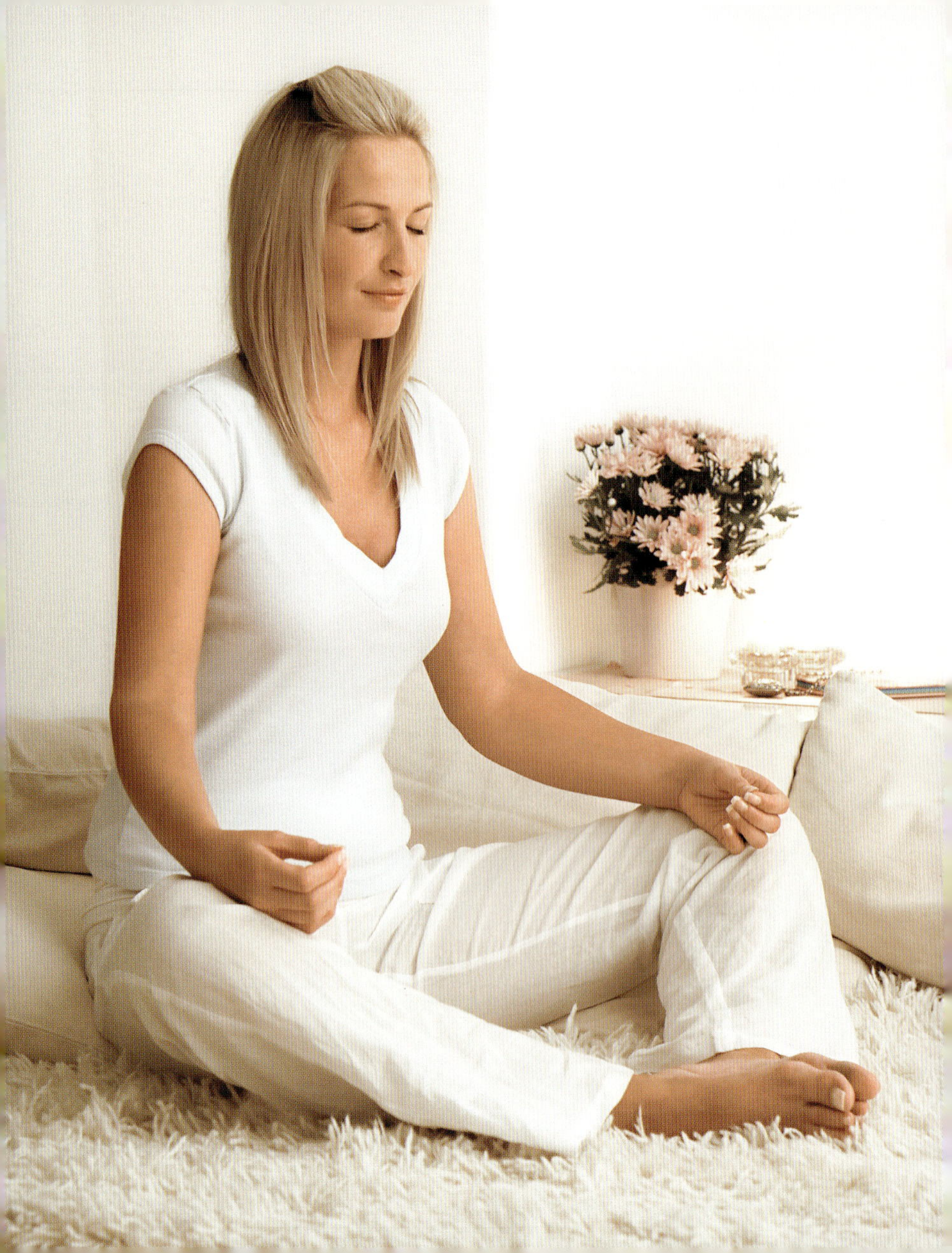

れることを言うのです。人生における、そしてあなた自身における、良いこと悪いこと、醜い面や脆い面、傷、欲望、苦悩、喜び、それらあらゆるものを受け入れること、それが心の探求なのです。

　自分を愛することとは、なるべき自分を決めて、そうした人間になるため人生を費やしていくことではありません。また、両親やパートナー、上司など周囲の人が望む人間になろうとすることでもありません。こうした生き方は自己愛の真逆にある、本当の自分から乖離していく生き方です。

　自分を愛し本当の自分につながることは、確かにかなりの勇気が要ることです。自分の中の怒りやけち臭さ、貪欲さ、無力さ、薄情さは直視するのを避けたり、言い訳したりしたくなる側面です。しかしこうしたものが本当の自己愛について学ぶ機会を与えてくれます。自分を変えようとする前に、自分が今どんな生き方をしているかをはっきり知り、自分を完全に愛せなければなりません。本当の自分に対する愛や慈悲があるからこそ、あなたは人生を肯定的な方向へと軌道修正できるのです。そして、自分の愛し方を知ってはじめて他者に真の愛情が示せるようになるのです。自分の望みを相手に押しつけるのではなく、その人をありのまま愛すること、そうした愛し方があなたにはできるはずです。

やってみましょう　p.226のエクササイズ25
「自分を愛するための瞑想」を開き指示にしたがいましょう。

思いやりを深めるための瞑想

思いやりとは誰かを苦しみから救ってあげたい思う気持ちです。この気持ちは自分自身に、そして生きとし生けるすべてのものに向けることができます。思いやりの気持ちを育てるには、こうした感情に目覚めた時のことを思い出すのが一番です。たとえば家族が病気にかかり助けてあげたいと願った時のことや、テロや災害など世界で起きた悲惨な出来事をテレビで見て胸を痛めた時のことです。

それでも、人々が困難な状況から解放されるのを願うことしかできない場合も多々あります。瓦礫の下から救出してあげたいと思っても、そう簡単に実行に移すことはできません。愛する人から癌細胞を取りのぞきたい、失った仕事を取りもどしたいと思っても、自分の力ではどうすることもできない場合があります。そんな時こそ苦しみの根源について考えましょう。誰かが深刻な病にかかっている時、もちろんあなたは彼らの病気が治り彼らから痛みが消えていくのを願うでしょう。しかしもっと深いレベルで考えると、あなたの真の願いとは、病気にともなう精神的苦痛や恐怖から彼らが解き放たれることではないでしょうか。同様に、もしあなたが職を失ったとしたら、一番強く願うのは自分の抱える不安や憤りが消え去ることではないでしょうか。

苦悩にまつわる問題とは生じた出来事そのものではありません。なぜならいつだって良いことも悪いことも起きるからです。問題はむしろそうした出来事に対する私たちの反応で事態を悪化させてしまうことにあります。私たちが心から強く願うのは、自分を含め困難に直面した人たちが不安や苦しみ、絶望から一刻も早く救われることのはずなのですが。

どんな出来事が起こっても、その時抱いた感情に悪い点はありません。悪いのはその感情を思い出すこと、苦悩を追

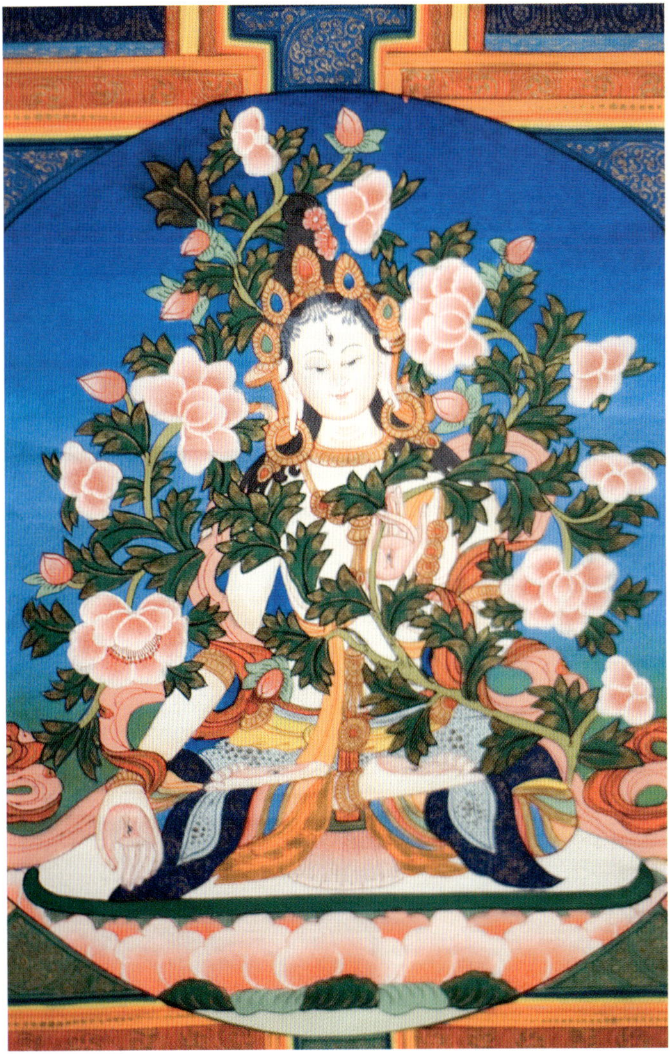

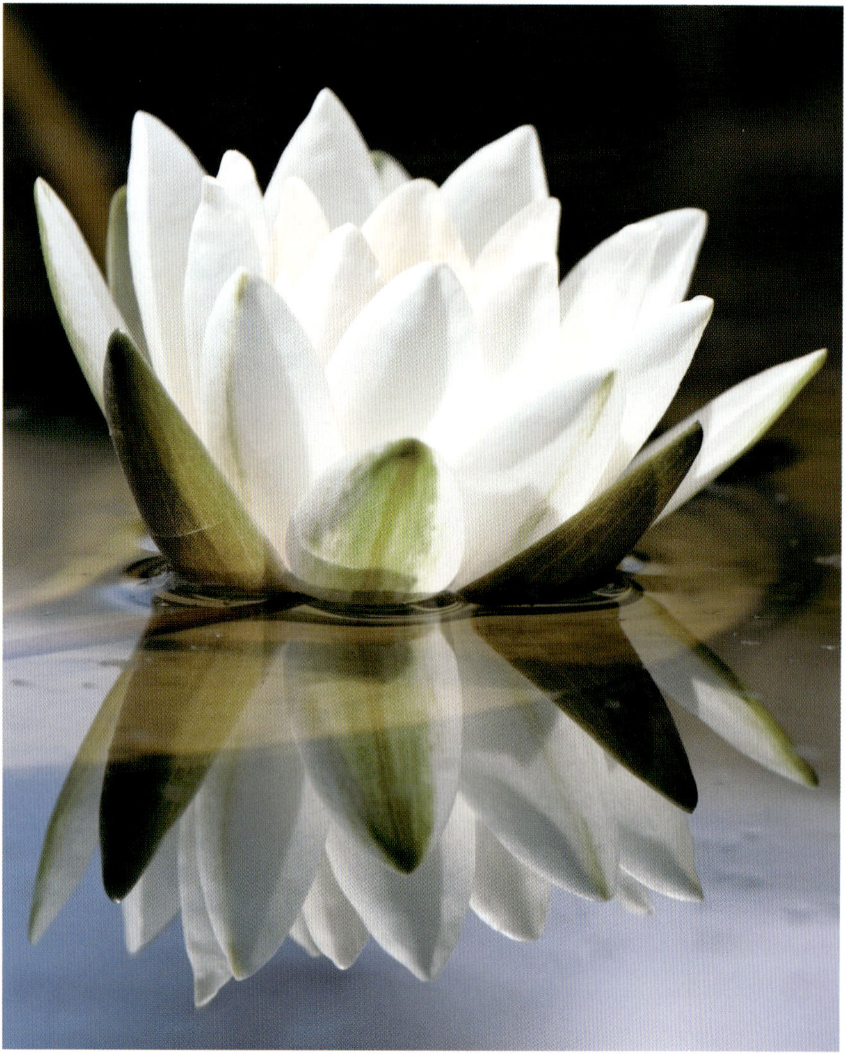

体験することです。憤懣や絶望、怒り、非難、不安といった感情をいつまでも引きずることで事態は深刻化していきます。しかし思いやりを持つことで、私たちはこうした感情を乗り越えて、自ら生み出し自ら課した苦悩から解き放たれることができるのです。

トンレン瞑想

チベット仏教には、慈悲の心を生み出し、自分および他者の苦悩を救済するための特別な瞑想法、トンレン瞑想と呼ばれるものがあります。チベット語で「トン」は"与える""手放す"を意味し、「レン」は"受け取る""受け入れる"を意味します。

トンレン瞑想では、息を吐き出す時に幸せや喜びといった肯定的な感情を他者に送り、苦悩からの救済を手助けします。そして息を吸い込む時に自分の苦しみおよび他者の苦悩を自分の中に取り込みます。苦痛や否定的な感情を吸い込んで、自分の幸福感を吐き出すのですから、少し怖くなるのは当然です。しかしこの瞑想法を試してみると、自分の中の高潔さや人に対する思いやり、より多くの困難に立ち向かう勇気といったものが増えていくのに気づくでしょう。トンレン瞑想をとおしてあなたは、自分が他者や世界に対して寛容になれること、利他的な人間になれることを知るのです。そしてこのプロセスを経るうちにあなたはより慈悲深い人間へと成長していくことができるでしょう。ただしトンレン瞑想は、自分や人の苦しみが消える去ることを期待して行うものでありません。トンレン瞑想の大事な点とは、あくまで自分の心を精いっぱい開くことにあるのです。

トンレン瞑想を実践する

ではどうやってトンレン瞑想を行えばいいのでしょう。まずはあなた自身の苦しみを息とともに吸い込んで、次に自分に対する思いやりを息とともに吐き出しましょう。行きづまりを感じている点、苦しみが募る場面について考えることから始めてください。

もしかするとあなたは今何かに依存していたり、嫉妬や不安に駆られたりしているかもしれません。そうであればしばらくそうした問題について考えましょう。どんなに時間がかかっても、自分自身と向き合えるまでトンレン瞑想をつづけてください。

次にあなたの身近にいる人のためにこの瞑想を行います。たとえば両親や友人、パートナーといった人たちです。彼らの苦しみを吸い込んだら、息を吐き出しながら彼らにあなたの幸せを差し出しましょう。

今度は直接面識のない人々に対してこの瞑想を行います。ニュースで知った、災害や事故に遭った人たち、シェルターで暮らす人たちです。傷ついた動物でもかまいません。

さて最後はいよいよあなたが敵視する人々に対して行います。その中にはあなたを傷つけた人たちも含まれます。ここで思い出してください。彼らもあなたと同じように苦しんでいるということ、彼らもあなたと同じように幸せになりたいと願っているということを。こうした点では彼らもあなたと同じなのです。

やってみましょう　p.230のエクササイズ26「トンレン瞑想法」を開き指示にしたがいましょう。

自信がないときには　この瞑想法は難し過ぎると感じたり、人の苦しみを引き受けるのに不安を覚えたりしたら、自分の問題だけを扱いましょう。また、自分に思いやりを持つことに心地よさを感じたら、その気持ちを他の人にも向けてみましょう。

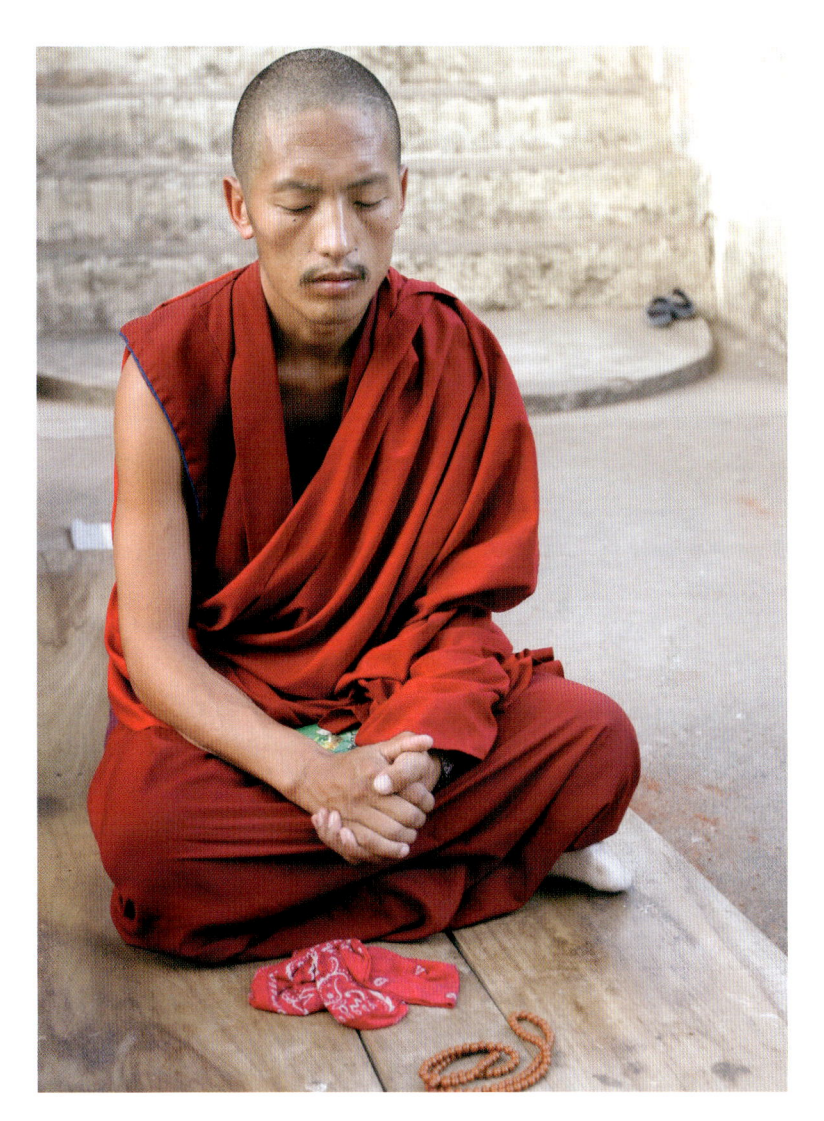

喜び方を学ぶ

人生の喜び方を学ぶには、まずあなた自身の幸せを祝うことから始めましょう。それは、今あなたにあるもの、これまであなたに与えられてきたものに感謝を奉げるということです。たとえば郵便物が毎朝決まった時間に届くこと、水仙の花がきれいに咲いているといったささいなことです。良きことがあたり前になり過ぎていて、私たちは感謝の気持を忘れがちです。たいてい人には帰るべき家があり、そこには水も電気もとおっています。しかしすべての人がそんな恩恵にあずかっているわけではありません。理想どおりの家ではないかもしれませんが、それでもあなたには帰る家庭があります。こうしたことこそ祝うべき事実なのです。

自分に与えられたものを大事にし、そうしたものが与えられていることに喜びを感じましょう。台所には手を伸ばせば料理のための道具があります。あなたや家族を養ってくれるそうした道具に感謝を奉げ、必ずそれらを手入れしましょう。あなたの周囲にあるすべてのものが、あなたを励まし鼓舞する力を持っています。あなたが世話を怠っている萎えた草花でさえあなたのため気高く生きようとしているのです。不平不満を言うのをやめ自分のまわりの有難さや喜びに注目すると、あなたの生活や人生は必ず変わってきます。

他者の幸せを喜ぶ

本当の喜び方を学ぶには、自分以外の人の幸せも喜べなければなりません。家族や恋人など愛する人の幸せを祝うことは簡単ですが、身近な人の幸せではない場合、そうたやすくはいきません。相手に対する競争心や嫉妬心と闘わなければならないからです。同僚や学生時代の友人が成功しても、なかなか素直には喜べません。親友に心やさしい素敵な恋人ができたとしても、自分の恋愛がうまくいっていなければ、友人を祝う気持ちにはなれないでしょう。しかしそんな時はこう考えましょう。心を閉ざしてしまえば喜びも半減すると。

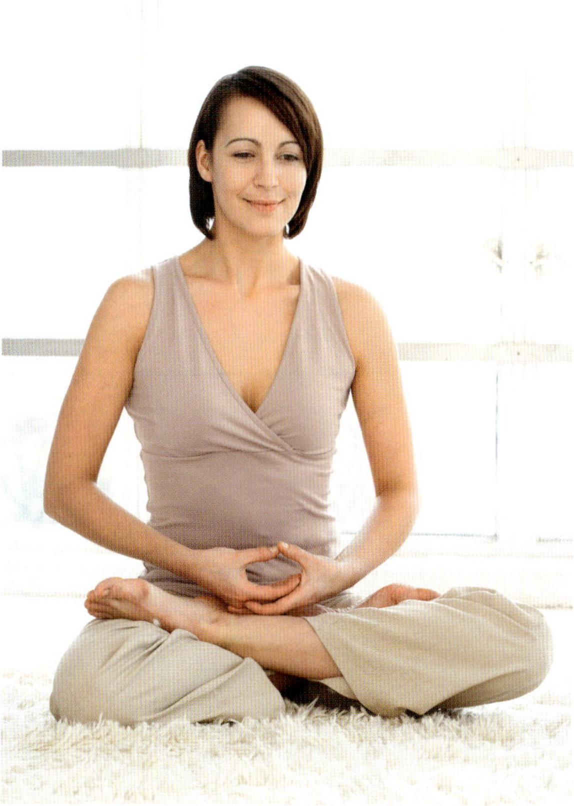

やってみましょう　p.234のエクササイズ27「喜びを見出すための瞑想」を開き指示にしたがいましょう。

自信がないときには　今すぐ人の幸せを喜ぶことはできないかもしれませんが、あきらめずにやってみましょう。自信を持ってください。エクササイズを重ねるうちに、心を開いて他者の幸せを祝えるようになるでしょう。

平常心で生きる

先にも述べましたが、私たちには他者や自分の経験を三つのタイプにわけて捉える傾向があります。好感（執着）・嫌悪・中立（無関心）の三つですが、これらは私たちの持つ世界観にもつうじるものです。しかしもう一つ別の捉え方をすることも可能です。それは平常心を持って世界を眺めるという方法です。

嫌悪感そのものは悪しき感情ではありません。ある状況に不快感を抱きそこから遠ざかろうとすることは、あなたを危険から守ることにもなるからです。夜道を1人で歩いていたら不安で嫌な気分になるものです。そんな気持ちにしたがって誰かに迎えに来てもらうのは安全で、けっしていけない行為ではありません。

同様に好感や欲求もそれ自体は悪い感情ではありません。誰かに好意を抱き望みどおり結婚し、幸せな家庭を築くのはいいことです。平常心を持って生きることとは、映画『スタートレック』のスポック博士のように感情を持たずに生きることではありません。平常心で生きることとは人生への情熱を捨てることではなく、無条件に人を愛せるようになることを指すのです。

努力する

平常心を育てるには努力が要ります。そのためにはまず人として、他者に対して敬意の念が持てなければなりません。次に執着・嫌悪・無関心といった三つの心的姿勢を正しく処理していくことが必要です。たとえば誰かに対する独占的な執着心を乗り越えるには、無常について考えます。世の中に永続的なものなどないことを思い出してください。誰かをどんなに愛していてもいつの日か別れはやってきます。しかも執着と愛情はまったく異なるものです。自我ゆえに愛するのでなく無条件に相手を愛することでこそ2人の絆は強まりますし、たとえ不測の事態が起きたとしてもその時あなたは必ず救われるでしょう。

友達でも敵でもない、まったくの他人に

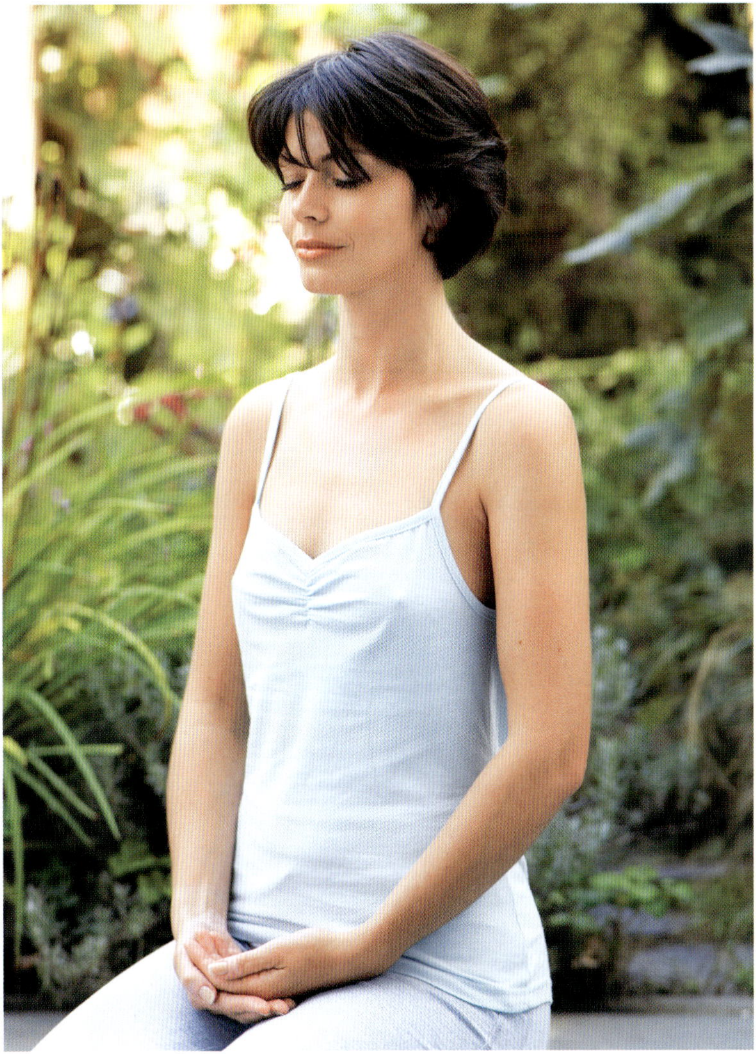

対する無関心さを克服するには、そうした人々から受けた親切、そうした人々に頼っている無数のことがらついて考えましょう。「この商品係の人がいなかったら私は食料が買えないだろう」「このバスの運転手がいなかったら私は職場には行けないだろう」などと考えてみるのです。

あなたを傷つけた人に対する怒りや嫌悪感を乗り越えるは、彼らがなぜあなたを傷つけたのか考えることから始めましょう。あなたの側にも何らかの原因があったのかもしれませんし、相手側に誤解や思い込みがあったのかもしれません。こうやって振り返えっているうちに互いのあいだに共通点があることがわかってきます。お互いに苦しんでいること、そうした苦悩が自分自身そして他者を傷つけていることが理解できてくるのです。やがてあなたは自分の怒りを鎮め、相手を思いやり受け入れられるようになるでしょう。

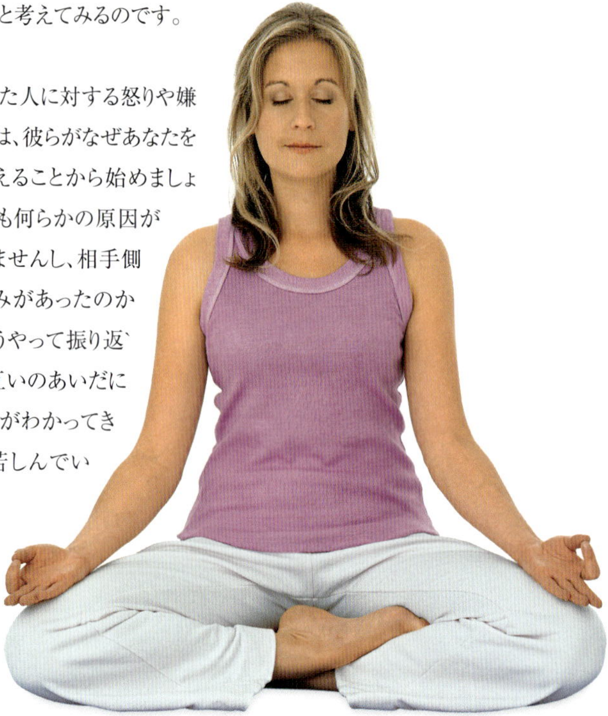

やってみましょう　p.238のエクササイズ28「平常心を得るための瞑想」を開き指示にしたがいましょう。

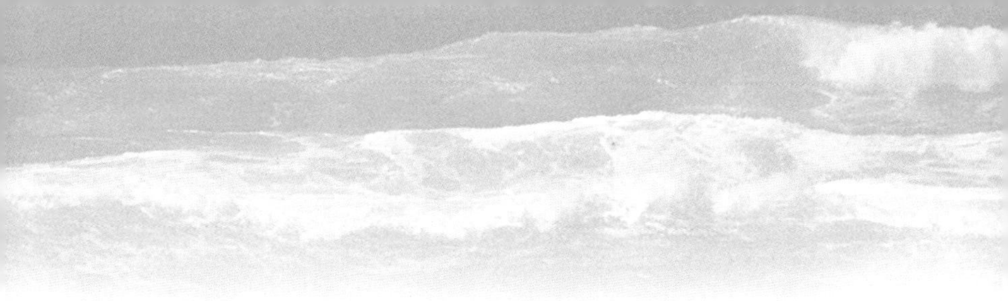

心を開くための
エクササイズ

これからご紹介するエクササイズは
「四無量心」と呼ばれる仏教教義にもとづくものです。
これら四つのエクササイズは相乗的に作用するため、
すべてをあわせて行うことであなたの心が開かれ、
他者を無条件に愛せるようになるでしょう。

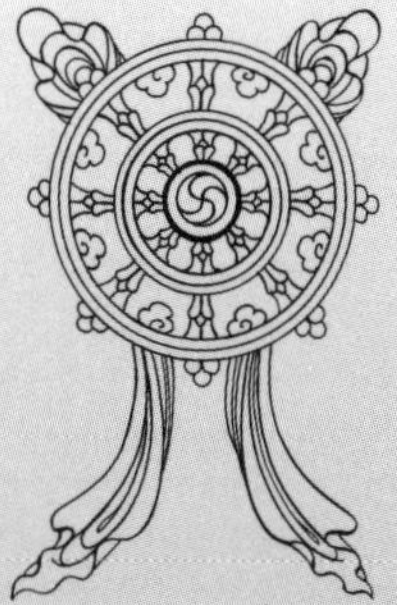

慈愛を深める

　このエクササイズは高次の自己と出会うためのものです。高次の自己とは、あなたが自覚しているかどうかにかかわらず、心の奥深くに存在する、あなたをよく知る、公平で愛と叡智に満ちたあなたの後見人です。高次の自己を自分の中の親として、いっぽうふだんの自己を自分の中の子どもとして捉え、エクササイズを始めましょう。

エクササイズ25　自分を愛するための瞑想

CDをかけましょう　トラック1または6（CDなしでも可）

参照しましょう　p.19-28に挙げた座り方を参照してください。

こんなときに　自分の行為や失敗を責め、自分自身に厳しくなり過ぎた時に行いましょう。

- **自分に合った瞑想の姿勢で** 座ります（p.42参照）。はじめに数分間呼吸に意識を集中させて心と身体を鎮めます。

- **それではここで、自分の中の子どもの部分** を観察しましょう。その思考や感情、身体の感覚、己の行為や失敗に対する羞恥心や罪悪感に注意を向けます。自分に対する不快感や失望感としばらく向き合いましょう。愛される価値のない駄目な自分、そんな自分に対する感情をじっくり味わってください。

- **次に自分の中の親の部分** を観察します。叡智と愛に満ちた親の目から、悩み苦しむ子どもを見つめましょう。自分自身に否定的な感情を向ける子どもですが、あなたにとっては申し分のない愛おしい存在です。

- **自分の中の子どもの部分**、そのすべてを無条件に受け入れましょう。愛情あふれる親として、劣等感に悩む内なる子どもに愛と思いやりを注いでください。こうした気持ちで自分自身を満たすのです。子どもの苦悩を慈愛のこもった目で見つめ、強い愛情で彼／彼女を受けとめましょう。その子にはもろもろの弱さとともに驚くほどの力そして素晴らしい特質が秘められています。それらをはっきり認めてあげてください。心を開き無条件の愛情で、ありのままの内なる子どもを抱きしめましょう。

- **さあいよいよあなたの中の** 親と子を合体させる時がきました。しばらくのあいだ無条件の愛に包まれながら、自分のあらゆる側面を受け入れましょう。

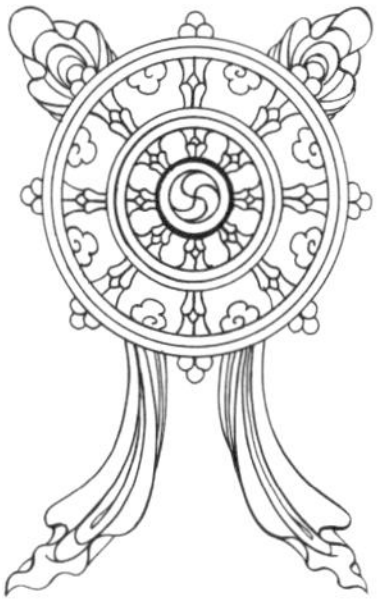

自分を愛するための瞑想

質　問

内なる子どもの親になるのはどんな感じがしたか？
私の中の自己批判や自己嫌悪といった感情は、
このエクササイズで救われたか？

日付 ＿＿＿＿＿＿＿＿＿＿　時間 ＿＿＿＿＿＿＿＿＿＿

日付 ＿＿＿＿＿＿＿＿＿＿　時間 ＿＿＿＿＿＿＿＿＿＿

日付 ________________ 時間 ________________

日付 ________________ 時間 ________________

心の傷を癒す

このエクササイズは最初のうちはとても難しく思えるかもしれませんが、時間とともに自分の中の思いやり、慈悲の念といった気持ちが深まってくるのがわかります。エクササイズ中何らかの抵抗を感じたら、そうした閉鎖的な感情に慈愛の気持ちを向けましょう。自分の持つ“閉鎖性”を認めることにより、あなたは変わっていくことができるのです。このエクササイズはあらゆる心の傷を扱うことができます。

エクササイズ26　トンレン瞑想法

CDをかけましょう　トラック1または6（CDなしでも可）

参照しましょう　p.19-28に挙げた座り方を参照してください。

こんなときに　悩みや苦しみから自分自身が救われたい時、また他者を悩みや苦しみから救いたい時に行います。なおトンレン瞑想はどんな状況場面でも行える瞑想法です。講習会などの瞑想セッションでも行えますし、個人的に一人で行うこともできます。

- **座って瞑想する場合は**　p.42を参照し、自分に合った座り方を選びましょう。まずはじめに暖かく静かな場所で数分間呼吸に意識を集中させて、心を落ち着かせます。
- **呼吸に集中するのをやめ**、数分間心を開け放ちます。広く澄みわたった心を感じましょう。

- **ここで再び** 呼吸に意識を集中させます。今度は息を吸い込む時に、不快感をもよおす時の、熱を帯びた暗くて重い感覚を視覚化し、つづいて息を吐き出す時に、開放感や爽快感を覚える時の涼しくて明るく軽い感覚を視覚化します。

- **それではここで、あなたのつらい現状や経験に** 意識を集中させます。もしあなたが仕事や結婚生活で苦境に立たされ、つらい思いをしているなら、「苦しみとその根源から解放されますように」と自分に声をかけてください。そして呼吸とともに自分の苦しみ、同じような苦悩を味わっている人の思いを自分の中に取り込みましょう。息を吐き出す時は、劣等感や自己嫌悪に悩む自分自身および他者に信頼と愛情を示し、思いやりの気持ちを表現します。こうした呼吸を数分間行ってください。

- **次にトンレン瞑想を** あなたの愛する人、および同じ苦しみを抱える人々のために行います。「彼／彼女が苦しみとその根源から解放されますように」と心で唱え、呼吸とともに彼／彼女の苦悩、そして同じ状況にいる人々の苦悩を自分の中に取り込みましょう。たとえばあなたの愛する人が重い病気にかかっているなら、この時彼／彼女だけでなく同じ病に苦しむ人々のことも心にとどめてください。そして彼らに対する慈愛の念を、呼気とともに発してください。

- **この瞑想をあなたが敵とみなす** 人々に対しても行いましょう。こうした敵とは、あなたを含め多くの人々を傷つける人たちを指しています。彼らもあなたと同じ葛藤や苦悩を抱えていると思ってください。呼吸とともに彼らの苦悩を受け入れ、呼吸とともに彼らに癒しを送りましょう。

- **瞑想を終える際は**、数分間呼吸に意識を集中させます。

トンレン瞑想法

質　問

この瞑想は私には難しかったか?

自分に対してトンレン瞑想を行ったあと、私は何を感じたか?

他者に対してトンレン瞑想を行ったあと、私は何を感じたか?

日付 ＿＿＿＿＿＿＿＿＿＿ 時間 ＿＿＿＿＿＿＿＿＿＿

日付 ＿＿＿＿＿＿＿＿＿＿ 時間 ＿＿＿＿＿＿＿＿＿＿

日付 ＿＿＿＿＿＿＿＿ 時間 ＿＿＿＿＿＿＿＿

日付 ＿＿＿＿＿＿＿＿ 時間 ＿＿＿＿＿＿＿＿

喜びを見出す

あたり前のことになっている日常生活のささいな出来事に喜びを見出すには努力が必要でしょうし、他者の幸福に対する競争心や嫉妬といった感情を処理するにも勇気がいるにちがいありません。

これからご紹介するエクササイズは、あなた自身の喜びや幸福、そして他者の喜びや幸福と心から同化するためのものです。こうした姿勢こそ、幸せになるための鍵と言えます。

エクササイズ27　喜びを見出すための瞑想

CDをかけましょう　トラック1または6(CDなしでも可)

参照しましょう　p.19-28に挙げた座り方を参照してください。

こんなときに　この瞑想はどんな状況場面でも行うことができます。講習会などの瞑想セッションでも、あなたが個人的に人生に喜び感じたいと思った時にも行えます。

- **座って瞑想する場合は** p.42を参照し、自分に合った座り方を選びましょう。まず3回腹式呼吸を行って、数分間呼吸に意識を集中させます。心と身体が鎮まり緊張が解けてきたら次のステップに移ります。
- **あなたが感謝を感じる** 物や人、出来事を五つ思い出してください。それら一つ一つに意識を集中させて、感謝の気持を膨らませましょう。
- **次にあなたを幸せに** してくれる身近な人々、たとえば妻／夫や恋人、家族などに起こった出来事について考えます。そうした出来事を思い出し、その時あなたが感じた喜びや感謝の気持ちをもう1度味わいましょう。

- **今度は友人や知人に** 起こった幸せな出来事を思い出してください。その時あなたは複雑な気分を味わったのではないでしょうか。たとえば同僚が昇進した時、友人が株で大金を手に入れたり、隣の子どもが大きなコンテストで優勝したりした時、あなたは素直に彼らの幸せを祝えなかったのではないでしょうか。その時の嫉妬や羨望といった感情を思い出してください。ではここで少し心をおおらかに持ち、彼らの幸福を素直に喜ぶ努力をしましょう。自分と比べたり惨めさを感じたりする必要はありません。ただ単に喜びの気持ちを表現すればいいのです。そうすることで、嫉妬を感じている時よりずっと気分がよくなるはずです。

- **数分間座ったまま**、友人や知人に対する祝福の気持ちを味わいましょう。人生には苦しいことがたくさんあります。だからこそ彼らの幸せを祝い、あなた自身も幸せな気持ちになりましょう。

- **気持ちが落ち着いて** きたところで瞑想を終える準備をします。この瞑想をあなた自身の幸せと喜び、そして他者の幸せと喜びのために奉げ、エクササイズを終えましょう。

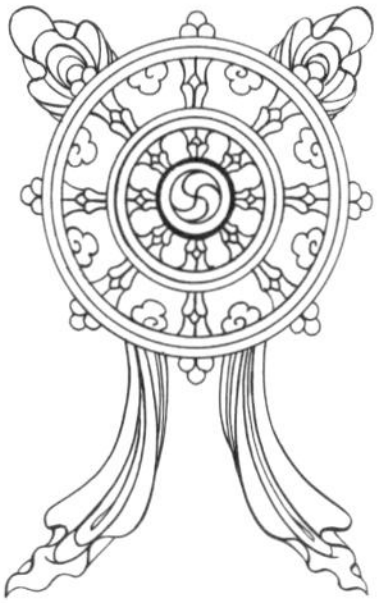

喜びを見出すための瞑想

質　問

この瞑想を行うことで私自身の喜びが大きくなったか?

この瞑想を行うことで、

他者の幸せを祝福できるようになったか?

日付 ______________________ 時間 ______________________

日付 ______________________ 時間 ______________________

日付 ______________________ 時間 ______________________

日付 ______________________ 時間 ______________________

無条件の愛とともに

これからご紹介する瞑想法は本書の中でもっとも難しいものの一つですが、定期的に行うことで非常に大きな効果をあげることができるでしょう。困難な状況に直面した際のあなたの姿勢や態度を変え、また、あらゆる人との関係をより良い方向に導いてくれるでしょう。

エクササイズ28　平常心を得るための瞑想

CDをかけましょう　トラック1または6（CDなしでも可）

参照しましょう　p.19-28に挙げた座り方を参照してください。

こんなときに　この瞑想はどんな状況場面でも行うことができるものです。講習会などの瞑想セッションでも、日常生活のあらゆる場面でも行えます。

- **座って瞑想する場合は** p.42を参照し、自分に合った座り方を選びましょう。数分間呼吸に意識を集中させて心を鎮め身体の緊張を解いてください。

- **平常心がもたらす恩恵** について瞑想します。どんな状況においても、真っ白な心で生きることがどんなに素晴らしいか、しばらく考えてみてください。

- **平常心とは“手放す”** ことを土台とします。手放すことを学ぶため、まず過去に起きた大きな変化やこれまで経てきた困難な状況を思い出してください。たとえば失業や降格、愛する人との別離、病気などが挙げられるでしょう。ではここで、人生とは本質的に変化を重ねるものであり、人生に何が起こるか、私たちにはほとんどコントロールできないことを思い出し、その事実に意識を集中させて瞑想しましょう。そしてここ数年間に起こったあらゆる嫌な出来事を思い出し、心の中から手放してしまいましょう。それらすべてを宇宙に還してしまうのです。

- **次に、あなたを幸せにする** 物や人、状況について考え、それらに対する自分の愛着や執着心を見つめましょう。ではここで想像してください。あなたの愛するものたちが自分のそばにいようがいまいが、また、それらがあなたに幸せや喜びをもたらそうがもたらすまいが、無条件でそれらを愛せるとしたらどうだろうかと。無条件の愛で心を満たし、自分が執着する物や人、状況を心から手放して、宇宙へ還してしまいましょう。

- **今度は自分が他者と** どんなふうに接しているか考えます。彼らに対する無関心や冷淡さを打開するため、バスで見知らぬ人に会ったところを想像します。この人もあなたと同じように、幸せを求め苦しみを避けようとしていることがわかるでしょう。互いのあいだにいかに多くの共通点があるか考えてみてください。そして彼／彼女の痛みを感じ、幸せを祝福しましょう。

- **数分間呼吸に** 意識を集中させます。そしてエクササイズを終える前に、まだ心の中にくすぶっている執着心や嫌悪感、他人に対する無関心さを呼気とともに吐き出します。

平常心を得るための瞑想

質　問

平常心を得るための瞑想は、
これからどんな面で私を助けてくれそうか?

日付 ______________________ 時間 ______________________

日付 ______________________ 時間 ______________________

インスピレーション（CD スクリプト）

本書の付録CDには、これからご紹介する誘導瞑想が収録されています。エクササイズはもちろんのこと、日常的な瞑想の実践にお役立てください。

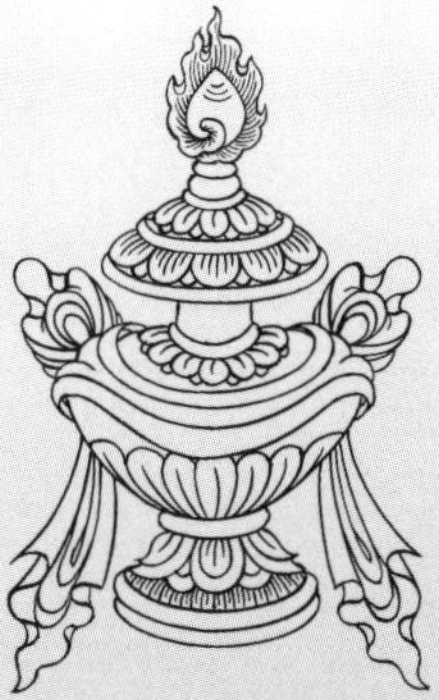

CD トラック2

ボディスキャン

ここではあなたの緊張を解きほぐし、瞑想の準備を整えます。

- **あお向けになって** 脚を少し開き、腕の力を抜いて身体からやや離します。完全にくつろいだ状態になるのを待って目を閉じましょう。
- **足の感覚を探ります。** 重さを感じてみましょう。両足の力を抜いて床に沈めます。つま先から緊張を解き、足の親指のつけ根、土踏まず、かかと、足首の順に力を抜いていきましょう。
- **膝から下の緊張を** 解いていきます。まず膝の感覚を味わい、次に両脚の重さを感じてください。脚の力を抜いて緊張がほぐれていくのを感じましょう。
- **膝から上、腿の緊張を** 解きましょう。重さを味わいます。両脚の力を抜いて床に沈んでいくのを感じてください。
- **今度は腹部と胸部** です。まず呼吸に意識を向けましょう。次にお腹と胸がすっかりくつろいでいる様子をイメージします。ここで少しだけ深く呼吸します。お腹と胸はまだリラックスした状態です。
- **臀部の感覚を探ります。** 重さを感じてみましょう。力を抜いてお尻が床に沈んでいくのを感じてください。
- **さあ今度は両手です。** その重さを感じてください。力を抜いて床に沈めていきましょう。
- **両腕の番です。** 重さを感じてみましょう。力を抜いて床に沈めていきましょう。

- **肩の感覚を味わいます。** まず重さを味わい、力を抜いてすべての緊張を解きましょう。

- **首に移りましょう。** 重さを感じてください。力を抜いて首が床に沈むのを感じてください。

- **頭部の感覚を** 味わいましょう。その重さを感じてください。首の力を抜いて、頭を床にあずけてしまいましょう。

- **口と顎に注意を向けます。** まず口と顎部分の緊張を解きましょう。顎の筋肉にはとくに注意を払い、必要なら口を開けてもかまいません。口と顎から力が抜けていくのを感じましょう。

- **目の感覚を味わいます。** 緊張を感じますか？　まぶたの力を抜いて目から緊張が取れていくのを感じてください。

- **顔全体に移りましょう。** 顔の力を抜いて緊張が解けていくのを感じてください。

- **心の中で全身を** スキャンします。身体のどこかにまだ緊張があると感じたら、その部分に意識を向けて緊張を解きほぐしましょう。

- **これでエクササイズ1は** 終わりです。瞑想を終える準備ができたら目を開けて、背伸びをしましょう。

CD トラック3

結跏趺坐

瞑想のための上級者向けの座り方をご紹介します。
まず裸足になってください。
ただし膝に支障のある方はおやめください。

- **このエクササイズは身体が** ぐらつかないよう、安定した床の上で行います。まず座布団など薄いクッションを床に敷き、背筋を伸ばしてその上に座りましょう。両手で右足を持ち、左脚の太腿の上にゆっくりのせます。できるだけ腿のつけ根まで引き寄せてください。次に両手で左足を持ちゆっくり右脚の腿の上にのせましょう。この時もできるだけ腿のつけ根まで引き寄せてください。

- **両手は手の平を上に向け**、臍の下あたりで右手を左手の上にのせます。親指以外の指を重ね、親指は少し立てて軽くくっつけます。

- **腕は身体から少し離します。** 肩は水平を保ち、胸は開いて力を抜きます。

- **のけぞったり前かがみに** なったりしないよう、できるだけ背骨をまっすぐ伸ばしてください。

- **頭が傾かないように** 首でしっかり支えましょう。顎を軽く引いて視線を下に落とします。

- **口元の力を抜き**、唇をほんの少し開きます。舌の先は前歯の裏につけましょう。

- **両目は見開いたり固く閉じたり** してはいけません。半分開いた状態で、視線は鼻の線に沿って落としていきます。

CD トラック4

基本的な呼吸瞑想

本書のあらゆるエクササイズで用いられている
基本的な呼吸法をご紹介します。

- **深く息を吸って** お腹に空気を送り込んだら今度はゆっくり吐き出します。これを3回繰り返しましょう。次にこの呼吸を思い出しながらふだんどおりの呼吸をします。悩みや不安をすべて吐き出し、今この瞬間に意識を集中させましょう。

- **呼吸の時の鼻孔の感覚** に注目します。上唇の上を空気がとおり、小鼻を行ったり来たりするのを感じましょう。しばらく注意を鼻孔に向けます。時々自分がお腹にちゃんと空気を送っているか確かめましょう。

- **身体はできるだけ** 動かさないように心がけます。身体が動かない方が、心が落ち着いたままでいられるからです。居ずまいを正すのも、そわそわするのもやめましょう。自分が山になったところをイメージするといいでしょう。あなたは何ものにも動じない、静寂な山なのです。

- **思考が心に忍び込んだら**、息を吐き出す時に一緒に吐き出してしまいましょう。邪魔が入るのは仕方ありません。しかし感情が巻き込まれないようにしてください。何かの思いが沸いてきてもやり過ごし、消えていくのを待ちましょう。思考は空をただよう雲のようなものなのです。雲が消えたら再び呼吸に集中しましょう。

- **思考が入ってきては** 呼吸にもどる、これを何度繰り返してもがっかりする必要はありません。自分にやさしさと思いやりを持ち、何度でも呼吸にもどりましょう。

- **呼吸に意識を集中** させながら、最低20分間この瞑想を行います。

CD トラック7

シュリヤントラを用いた瞑想

ここではp.150のヤントラ図を用いて瞑想します。

- **まずシュリヤントラの四角い枠** に意識を集中させて、煩悩や怒り、欲、嫉妬など、あなたの霊的成長をはばむものをじっくり見つめます。

- **次にヤントラ内の2つの輪** に集中します。外側の輪の中には16枚の蓮の花弁が隠れています。これら16の花弁とは、身体の16の要素を示すとともに、あなたを自我にしがみつかせ霊的成長から遠ざける現実世界を意味しています。16の花弁は、地、水、火、風、空の5つの元素と、耳、肌、目、舌、鼻、口、足、手、腕、生殖器の10の感覚器官、それに二元論的な心から成り立っているのです。

- **今度はその内側の輪** に集中しましょう。この輪には八つの花弁が隠れています。花弁はそれぞれ、否定的な言葉や物欲、執着心、嫌悪感、無関心といった、あなたが持つ心の障害物を表しています。こうしたものがいかにあなたを制限し、霊的な成長を押しとどめているか瞑想しましょう。

- **次に輪の中にある**、あなたのオーラを示す14の三角形でできた円に意識を集中させます。ヒンドゥー教では人の身体には生命エネルギーのとおり道があるとされます。今のあなたにそのとおり道を感じることができなければ、自分にもそんなエネルギーのとおり道があるのだということだけ覚えておきましょう。

- **さらに内側** に向かいます。次の10個の三角形の円に意識を集中させましょう。これらはあなたの身体を通るさまざまな生命エネルギーの流れを示しています。この図を見て、自分は単なる物質的な存在ではなくエネルギーの集合体でもあることを感じてください。そしてこの事実をかみしめながら瞑想しましょう。

- **再びさらに内側** に向かいます。また10個の三角形の円が見えてきました。これらは「プラーナ」という宇宙の生命力や気を表しています。このプラーナを視覚化し、あなたが生きていくためそれが行き交いしている様子を見つめましょう。

- **次の円は8個の三角形** でできています。そのうちの三つはヒンドゥー教によるところの、万物に本来そなわる自然な性質を表しています。一つ目は「サットバ」で、これは純粋性、知性、静けさを表します。二つ目は「ラジャス」で、創造の裏にある力、たとえば情熱や自意識、動性を表します。三つ目は「タマス」で、惰性や慣性、不活発な状態を表します。こうした性質について瞑想し、自分の生活の中でそれらがどう現れているか見つめてみましょう。

- **さあ最も内側の三角形** に到着しました。ここでは世界に関するあなたの理解の仕方が二元論的だという事実に注意を向けます。二元論的な世界観を持っていると誤って、主観と客観あるいは自分と他者を切り離してしまうのです。

- **ついにシュリヤントラの真ん中**、サンスクリット語で点を意味する「ビンドゥ」にたどり着きました。ここはあなたの最深部を表します。完全なる存在としてのあなた、宇宙と一体となったあなたに意識を集中させ、数分間瞑想しましょう。

- **これで瞑想を** 終わります。

CD トラック8

ブッダを視覚化する

ここではp.170-171のエクササイズ19を説明していきます。

- **あなたに合った座り方** を選び、心が鎮まるまで座って待ちます。今日1日の不安な気持ちを洗い出してしまいましょう。すべての悩みが、見わたす限り青く澄んだ空へ消えていくところを想像します。青空はあなたが持って生まれた純粋な心、日々の思考や感情、投影とはまったく無縁なあなたの自然な心です。

- **しばらくこの穏やかな青空** を味わったら、目の前に大草原が広がっているところをイメージしましょう。遠くには頂を雪で覆われた美しい山が見えます。草と山々の見事な色合いに気づいたでしょう。あなたの前に1本の菩提樹が見えてきました。ブッダはその木の下で悟りを開いたのです。銀色の幹と四方に伸びた枝、心臓の形をした深緑の葉が見えます。木の下には純白の布で覆われた座布団が一つ置かれています。

- **布の上には金色の** 大きな蓮の花が、そしてその花の上に瞑想中のシャカムニ・ブッダが座っています。ブッダの身体はまばゆい黄金の光でできていて、髪は黒く巻き毛です。黄色の僧衣をまとったブッダは両手を重ねて膝にのせ、半眼の目であなたを見つめ微笑んでいます。金色のオーラに包まれて、ブッダは平和と慈悲の光を放っています。ブッダのぬくもりと慈悲の心があなたに注がれているのがわかるでしょう。

- **次にブッダの心臓から** 発している金色の光線を視覚化しましょう。その光があなたの心臓にやさしく流れ込むのを感じてください。そして光線とともに金色の文字たちがあなたの心臓に流れ込みます。それらの文字こそシャカムニ・ブッダのマントラです。あらゆる心と身体の病を癒してくれるブッダの光とマントラを視覚化しましょう。

- **この場面を描きながら**、ブッダの持つ叡智と慈悲があなたの中に流れ込み、あなたの心を変えていくのを感じてください。静かに座ったまま、このイメージに集中しましょう。

- **ではここで**、これまで視覚化してきたイメージを終わりから順に、ゆっくりと再現していきます。あなたが再びあの青空の下にもどるまでつづけてください。やがてその青空も消えていくでしょう。

索引

か

さ

ま

や

Acknowledgements

Executive Editor Sandra Rigby
Senior Editor Lisa John
Senior Art Director Penny Stock
Designer Cobalt ID
Picture Researcher Marian Sumega
Assistant Production Controller Vera Janke

Picture credits

Alamy Fredrik Renander 219; Friedrich Stark 52; PhotoAlto 2; Sherab 215
Corbis Aaron Horowitz 181; Ale Ventura/PhotoAlto 10; Alison Wright 119; BSPI 117; Bettmann 121; Charles & Josette Lenars 123; Christophe Boisvieux 93; Lindsay Hebberd 115; moodboard 64; Studio DL 183; Werner Forman 153
Fotolia Bernd S 25; BibiDesign 16; Bruce Jones 63; Rido 51; sming 4; Svetlana Larina 216; Unclesam 1
Octopus Publishing Group 83, 84, 86, 91, 160, 212; Paul Bricknell 32, 59, 89, 94, 221, 223; Russell Sadur 9, 12, 20, 27, 185, 187, 191; Ruth Jenkinson 19, 23, 25, 28, 29, 57, 60, 128, 224
Photolibrary Antonello Lanzellotto 125; Nico Stengert 126; Nobuaki Sumida 157; Peter Frank 179; Robert Harding Travel 189; TAO Images Limited 147
Superstock Image Asset Management Ltd 211

著　者：マドンナ・ゴーディング（Madonna Gauding）

12年以上にわたって仏教研究に取り組むほか、太極拳や気功にも精通している。特にチベット仏教や東洋医学に造詣が深い。著書に『瞑想バイブル』『シンボルの謎バイブル』（いずれも産調出版）など多数。

翻訳者：石井 礼子（いしい れいこ）

青山学院大学文学部英米文学科卒業。訳書に『レイキバイブル』（産調出版）、『人はなぜ謝れないのか』（日本教文社）など。

The Meditation Experience

ワンランクアップシリーズ　**実践　瞑想**

発　　行　2011年2月1日

発 行 者　平野　陽三

発 行 元　**ガイアブックス**

〒169-0074 東京都新宿区北新宿3-14-8

TEL.03（3366）1411　FAX.03（3366）3503

http://www.gaiajapan.co.jp

発 売 元　産調出版株式会社

ISBN978-4-88282-770-2 C2011

Printed in China